大展好書　好書大展
品嘗好書　冠群可期

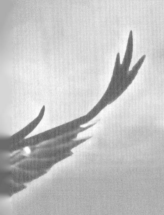

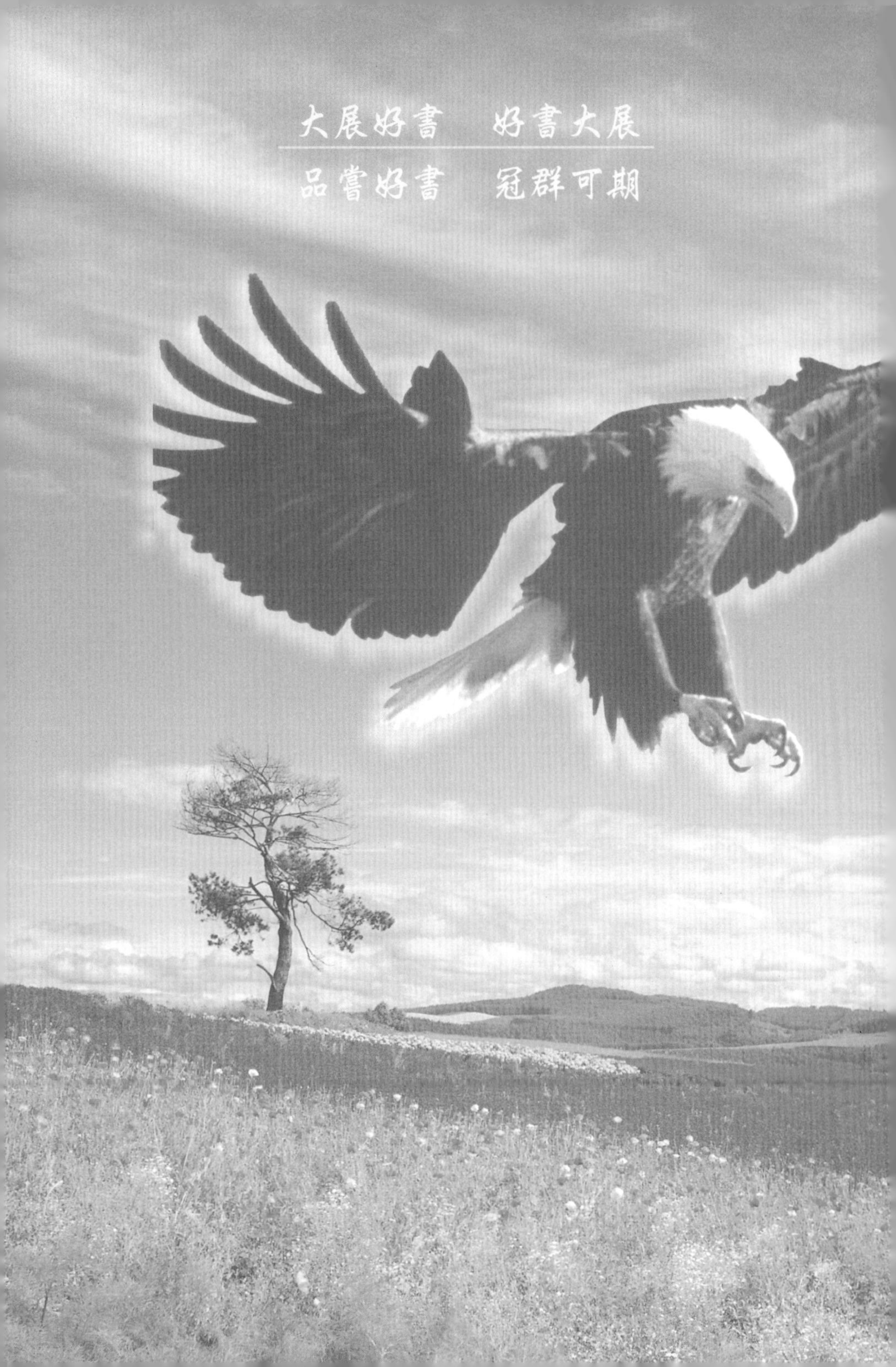
大展好書　好書大展
品嘗好書　冠群可期

元氣系列 21

生薑養生智慧

李辰 主編

大展出版社有限公司

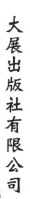

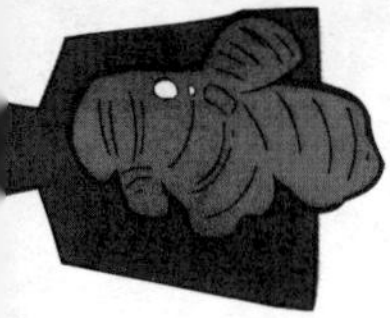

前言

按許慎說，薑為禦濕之菜。王安石說，薑能禦百邪。

薑與日常生活息息相關，冬天吃一頓薑母鴨，讓人心頭暖和，幸福滿滿。薑是各色食物調理愛用的香辛調味料，在我們日常生活中佔了相當重要的位置，不論是當作中藥材還是香料，幾乎無時無刻都會使用薑。

《本草綱目》記載：「薑辛而不葷，去邪避惡，生啖、熟食、醋、醬、糟、鹽和蜜煎後調和，無不宜之，可蔬可和，可果可藥，其利博矣。」換句話說，薑的好處多多。就營養價值來看，薑與一般蔬菜一樣，熱量很低，含有豐富的鉀，少量的水溶性維生素。可惜因為人們進食量不多，可能對營養的貢獻有限。

《千金要方》就已經教導隨唐時代的人們如何運用蜂蜜及生薑汁做成

「薑蜜丸」以對治久年咳嗽；中醫認為生薑能夠提神醒腦，當有人夏季中暑昏厥時，老一輩的人會為病人撬開牙關，扶起灌下一些薑汁，使其能夠甦醒。民間流傳：「冬吃蘿蔔夏吃薑，不用醫生開藥方。」「早吃三片薑，勝過人參湯。」等俗語，所以說，薑是大地神奇的賜予。

或許人們在夜晚、星期日、國定假日，一般醫院休診的時候會遇上「感冒發燒了，醫院沒有開，附近又沒有藥局，該怎麼辦才好呢？」「家中有被醫師遺棄的末期癌症患者，現在腹水嚴重積存，引起腹痛，即使服用嗎啡也無效，該怎麼辦呢？」「因為下痢而引起嚴重腹痛，上個月也因為相同的症狀而去醫院急救，結果症狀更為惡化，這一次不想再去看醫生，有沒有什麼好方法……」等等，各種不同的問題。

這時，能夠急速奏效的，就是「生薑療法」。

感冒或發燒時，飲用生薑湯或梅醬粗茶，臥床休息，數小時後就會出汗退燒，使症狀減輕。如果因為感冒而出現劇咳，或氣喘發作，可在胸部

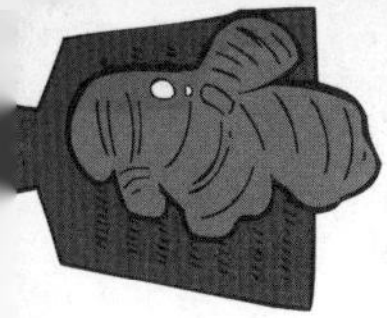

與背部各進行十分鐘的生薑濕布療法，藉此就能夠治癒。

癌性腹膜炎造成腹水積存，即使服用嗎啡也無法止痛的患者，可在腹部進行數次的生薑濕布療法，如此就能夠止痛，得到熟睡。

梅醬粗茶對於下痢或腹痛等也有效果。

對於低血壓、貧血、生理痛、胃腸虛弱……等等的慢性病，只要每天耐心地飲用生薑湯、梅醬粗茶、生薑酒等，巧妙地利用生薑濕布療法，就能夠改善症狀。

醫療用漢方製劑一百種中，六十～七十%都摻有生薑，有鑑於這個事實，相信生薑中一定隱藏著偉大的藥效。

前往書店的民間療法（家庭醫學）的專櫃進行調查時，發現很多與食物有關的「健康法」書籍，例如大蒜、蘆薈、洋蔥、明日葉、胡蘿蔔、魚、納豆、埃及皇宮菜、茶、可可、醋、水果等。但是，卻未看到藥效卓著的「生薑」書籍。

為了讓更多的人瞭解生薑的效果，於是著手寫下了本書。

同時，在第四章中開闢「生薑健康料理」的專欄，希望有更多的人將生薑納入日常飲食生活當中。因為體調而感到困擾時，也可以嘗試「生薑療法」。只要你也成為健康迷，就一定能夠得到健康。

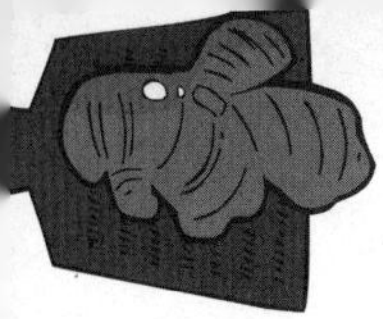

目　錄

第二章 利用生薑「溫熱身體」就能夠治癒疾病……四五

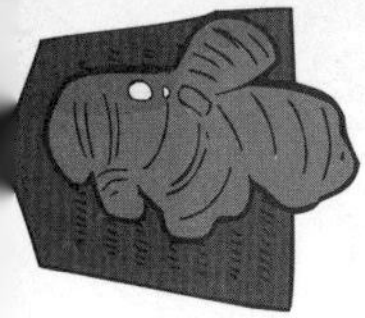

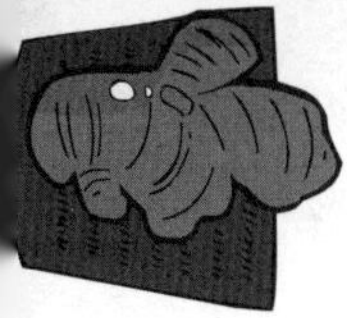

第四章 速效——生薑療法②
任何人都能夠輕易地製作「生薑健康料理」……一四五

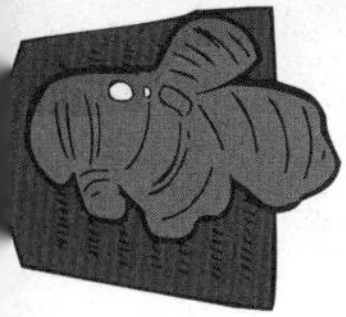

目錄

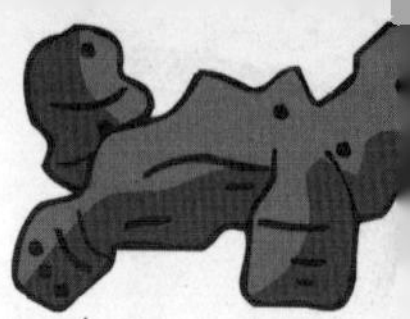

第一章

生薑是對百病有效的良「藥」！

1. 故事、由來——生薑避百邪

生薑的英文名稱是ginger，學名Zingiber officinale Roscoe。Zingiber是梵文，語源來自表示「角狀的」意思的singavera，因為認為生薑根的形狀好像「角狀」的。officinale是意味著「藥用的」、「具有藥效」。

生薑是薑科多年生草本植物，薑的根莖，味辛，微溫，無毒。別名薑根、百辣雲、因地辛、勾裝指等。原產於印度，現在我國各地均有栽培。

生薑不僅是一種調味品，而且是防治多種疾病的良藥。只要看看在《史記》、《禮記》中有關生薑的記載，就可以知道生薑受到重用。

明朝李時珍所寫的《本草綱目》一書中記載：「薑為禦濕之菜。薑能禦百邪（各種疾病。）」

《本草綱目》記載：「生薑宜種在低濕沙地。四月取母薑栽種，到五月就長出苗，如嫩蘆而葉稍寬如竹葉，對生、葉辛香。秋季前後長出新芽，像分開的手指一樣，這時採來吃無筋，稱它為子薑。秋分後薑經霜就老了。」

我國早在周秦時代就有種植、食用和醫用生薑的習慣。史籍載，山東種植薑已有二千多年歷史。《論語・鄉黨》說：「不撤薑食，不多食。」朱熹在《論語集注》中解釋：「薑能通神明，去穢惡，故不撤。」

薑的治療方法和價值，歷代均有不少記錄。《神農百草經》記載：「薑溫中止血、出汗、逐風等功效。」能治療濕痺、受冷腹痛腹瀉，並說「久服去臭氣」。晉葛洪《肘後備急方》載：「薑煎湯內服，可治療霍亂腹脹而欲吐不能、欲瀉不下的疾患，稱讚薑為『吐家聖藥。』」

春秋時，孔子就深知食薑的益處，主張：「每食不撤薑。」意思是，一年四季人們每天都應該吃薑。據說孔子就有每天飯後嚼薑數片的習慣。

由於薑是極好的保健食品，所以，民間有「早上三片薑，賽過人參湯」、「四季吃生薑，百病一掃光」、「家備小薑，小病不慌」、「十月生薑小人參」等說法。

現在，我們當成醫療而使用的一百種漢方藥中，六～七成都含有生薑。正確說法是「沒有生薑，則漢方不成立」。

在日本，古代稱其為「吳薑」。吳是指由中國的吳國傳來的。就好像和服稱為吳服一樣。在三世紀左右，隨著稻作一起經由中國傳到日本。

在《魏志倭人傳》中，也記載「在日本有生薑和蘘荷，但是尚不知道利用的方法……」。於平安時代開始栽培，在日本最古老的醫學書《醫心方》中記載：「平安貴族們在此時已認定生薑的藥效，當成感冒藥加以重用。」

戰前，為了輸出而大量地栽培。現在多半自中國或印度等國進口。

不僅在東方國家，在西歐一世紀時，就重用生薑，當成藥用品。

古阿拉伯人從紀元前二世紀開始，視自印度經由海路傳到古希臘、羅馬的生薑為珍貴之物。

十三世紀時，在英國一磅生薑（約四五〇克）能夠換取一隻羊，價格相當的昂貴。

到了十六世紀，西班牙人在牙買加栽培生薑，成為重要的貿易品。現在於熱帶到溫帶的廣大地區加以栽培。不過，現在仍以牙買加產的生薑為極品。

此外，印度產的Cochin生薑，包括檸檬的香氣，受人歡迎。非洲產的生薑，油較多，辣味較強。

日本產的生薑，因為是採自其他熱帶地區的生薑，因此具有獨特的香氣。

2.用途——生薑原本有「元氣」「意氣」「骨氣」的意思

依據《大辭典》的解釋：「根莖新鮮未經煮製的薑。」《後漢書・方術傳・左慈》：「既已得魚，恨無『蜀』中生薑耳。」

在《廣辭苑》中有很多關於生薑的語句，由此可知生薑對於我們的飲食生活和生活造成了極大的影響。

【生薑酒】

將擦碎的生薑根放入加入砂糖的酒，具有溫熱身體的效果。

【生薑醋】

將生薑根擦碎放入的醋。

【漬生薑】

將生薑的根莖切成薄片，用砂糖醃漬的點心。

【生薑茶】

混入擦碎的生薑根，煎煮成的茶。

【生薑糖】

煮冰糖放入薑汁作成板狀的糖。以日本三重縣伊勢市神宮的大麻形狀最為著名。

【生薑味噌】

將生薑的根莖切碎混入味噌中，用火烤來吃。

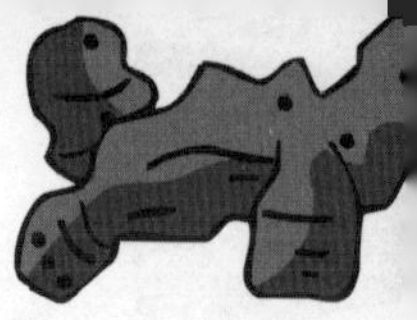

【生薑湯】

將生薑擦碎，加砂糖，作成湯來飲用的發汗劑。

【生薑節】

八朔的別稱。這一天利用生薑當作禮物饋贈。

【生薑市】

日本東京都港區芝宮本町的藝大神宮，每年九月十一～二十一日的祭典時期，境內出現販賣生薑的市集。

在日本，將生薑擦碎，當成涼拌豆腐、豆腐湯的藥味。在油炸食品蘸汁的蘿蔔泥上添加生薑屑，藉此能夠幫助消化。吃壽司時，也配合甜醋漬薑來食用。

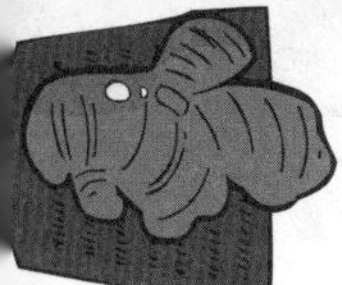

生薑烤豬肉、生薑煮魚或肝臟（將切碎的生薑放入煮汁中煮滾）、生薑醬油等，可以當成香味來使用。

將嫩薑切碎，浸泡在梅醋中作成紅生薑，能夠促進食慾、健胃、殺死病原菌等。

此外，還有薑汁汽水（用生薑調味的清涼飲料）、薑汁啤酒、薑汁白蘭地等，由生薑調味的清涼飲料或酒具有強壯作用。利用生薑、檸檬、葡萄乾、糖混合發酵作成的薑汁葡萄酒，能夠消除疲勞，促進食慾。此外，加入生薑的麵包或點心，稱為薑汁點心，與普通的麵包或點心相比，味道辣了些，但是能夠產生元氣。

同時，也當成香辛料或咖哩的成分來使用。在飲食生活上，生薑有各種不同的利用法。

根據《新英和大辭典》的說法，生薑（ginger）的意思是：

ginger（名詞）①生薑

②元氣、意氣、骨氣

There is no ginger in him（他沒有骨氣）

（動詞）①……生薑調味

②建立元氣、建立活力、鼓勵、鼓舞（enliven, stimulate）

以上都是關於「生薑」的解釋。

3. 生薑的成分——富含性礦物質「鋅」

生薑富含礦物質鉀、鎂、鈣以及微量元素鋅、鐵、銅、錳、硒、鈷等。有效成分主要是揮發油、薑酮、薑烯酚、薑辣素、薑黃素、黃樟素及多種氨基酸。

澳洲學者的研究指出，薑含有薑醇類成分，可以抑制血小板的凝集，這些作用都是對抗心血管疾病的利器；還具有抗發炎的效應。

二十九頁的表，是以一般的營養分析來說明生薑的成分。

特別值得注意的成分，就是含有很多稱為性礦物質的鋅。所以，生薑能夠改善陽痿，有助於恢復性能力。

皮膚病的原因很多，它們包括對黴菌、食物、化學藥劑等物的過敏，都是與鋅的缺乏有關，由這個意義來看，皮膚病患者也可以利用生薑來減輕或治癒症狀。將異位性皮膚炎的患部浸泡在生薑湯中，能夠及早治癒。這是因為生薑具有保溫作用，同時鋅也展現效果所致。

此外，未出現在一般的營養分析表上的生薑的「藥效」主角，就是以下所顯示的辣味成分與芳香成分。

辣味成分是薑酮、薑辣素（薑油）、薑烯酚。

芳香成分中，三％的精油成分如下所示：

薑醇　沈香醇

薑烯　甲基庚烯酮

水芹烯　明尼奧拉橘柚

檬檬醛　樟烯

龍腦　沒藥烯

麝子油醇　等等。

黃色系則包括薑黃色素。

生薑含有薑辣素、薑烯酚等多種揮發性物質，能刺激心臟和血管、擴張血管、興奮中樞神經，加速血液循環，溫熱全身，能抑制體內產生脂褐質色素，可減緩老人斑。其抗氧化作用比維生素E更佳。

薑辣素還能刺激唾液、胃液和腸消化液分泌，增加胃腸蠕動，常吃生薑能促進食慾，醒脾胃和殺菌。

生薑中的有效成分薑烯酚，有很強的利膽作用，因而可用於預防和治療膽囊炎、膽結石和前列腺炎。薑能祛除自由基，有助抑制癌細胞生長。

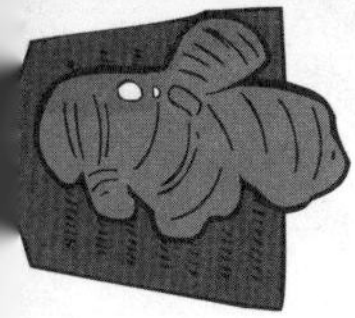

《生薑的成分》　（100g中）

熱量	31Kal	維他命	
水分	91.1g	A	OIU
蛋白質	0.9g	B₁	0.03mg
脂質	0.1g	B₂	0.03mg
醣類	6.3g	煙酸	0.7mg
礦物質	0.8g	C	2mg
鈣質	12mg	食物纖維	2.5g
磷	23mg		
鐵	0.3mg		
鈉	4.0mg		
鉀	340mg		
鎂	28mg		
鋅	400mg		
銅	95mg		

〔辣味成分〕：1)薑酮（zingerone）
　　　　　　　2)薑辣素（ginerol）
　　　　　　　3)薑烯酚（shogaol）

1)　$CH_2CH_2COCH_2-CH-(CH_2)_4CH_3$
　　　　　　　　　　　　　　CH

　　（苯環）OCH_3　OH

2)　$CH_2CH_2COCH_3$

　　（苯環）OCH_3　OH

3)　$CH_2CH_2COCH=CH(CH_2)_4CH_3$

　　（苯環）OCH_3　OH

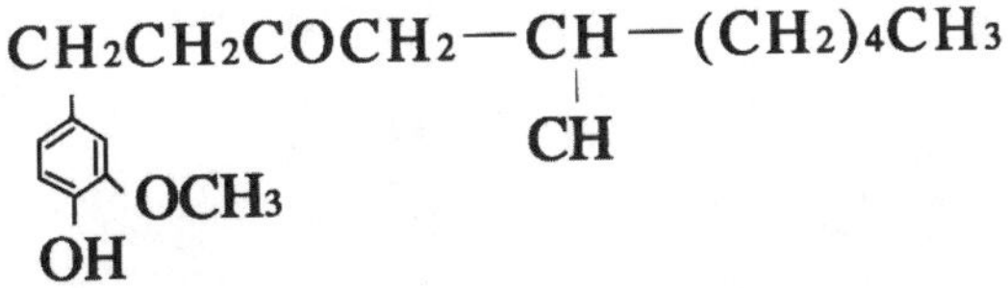

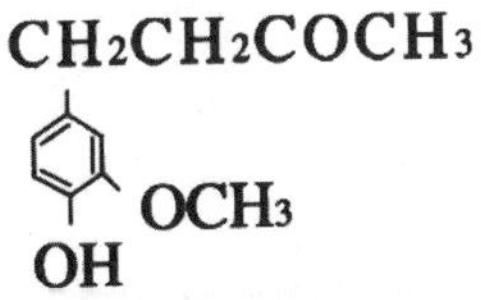

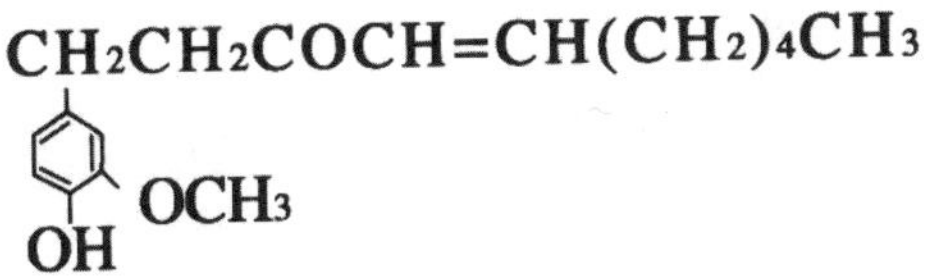

4. 生薑的藥效——十七種藥理效果

有一句大家耳熟能詳的諺語「薑是老的辣」，那是因為薑酮只存在於老薑的成份，經由脫水反應使薑烯酚轉成薑酮，使辣度提升。諸多民諺反映了生薑的保健功效，而自古以來中醫也有「生薑治百病」的說法。

根據國民營養調查資料來看，薑的用量排名在一百名之外，表示一般人很少注意到菜餚裡的薑。

最近美國與挪威學者合作，很有系統地評估各種植物性食材的抗氧化功效，在十一種根莖類食材中，生薑排名第一，是馬鈴薯的十倍以上。

不只是台灣使用薑，日本也在飲食中使用紅薑或嫩薑，西方則是作成薑餅屋、薑餅人、薑酒等。

那麼，廣受全世界使用的薑，我們對它的有效成分又了解多少呢？薑

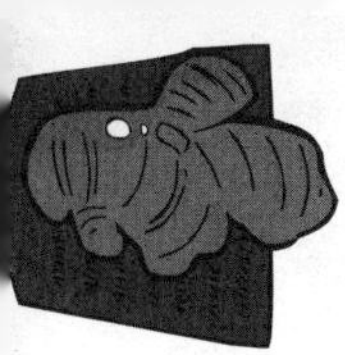

在近代研究中，又發現了那些醫療作用呢？

醫療用漢方製劑約一百種之中，將近七成的製劑都含有生薑，由此可推測出生薑的確具有各種藥效。

用科學來解析這些藥理效果，就會發現效果廣泛。

(1) 具有何種藥效

①**健胃作用**……主要是薑辣素的作用。能夠使唾液中的澱粉酶活性化，增進食慾。

②**抗潰瘍作用**……減少胃液、胃酸、胃蛋白酶的分泌，發揮抗潰瘍作用（主要是薑酮、薑烯的作用）。

③**鎮吐作用（抑制噁心）**……薑辣素及薑烯酚等辣味成分的作用。

④**促進腸管內輸送作用**……藉著薑酮、薑烯酚的作用促進食物的消化。

⑤胃腸內的殺菌作用……利用薑辣素、薑烯酚等辣味成分的作用，防止吃壽司時的菜碼（魚貝類）所引起的食物中毒。

⑥強心作用……薑酮及薑烯酚能夠提升心肌的收縮力。

⑦血壓上升作用……咬一克生薑（不可吞下），能使收縮壓及舒張壓都上升十一～十四mmHg。

⑧抑制血小板凝集……主要是利用薑烯酚的作用而預防血栓（腦中風、心肌梗塞）。

⑨抑制前列腺素合成……主要是利用薑烯酚的作用。

⑩鎮痛、鎮靜作用……主要是利用薑烯酚的作用。

⑪發汗、解熱作用……主要是利用薑醇的作用。

⑫鎮咳、去痰作用……主要是利用薑醇的作用。

⑬保溫作用……主要是利用薑醇的作用。

⑭解毒作用……綜合作用。

⑮**抗菌、抗原蟲作用**……具有傷寒菌、霍亂弧菌及白癬菌（香港腳的原因菌）和陰道滴蟲的殺菌作用。

⑯**去除魚腥味**……薑辣素、薑烯酚等辣味成分與腥臭的魚的蛋白質相結合時，就能夠消除腥臭味。

⑰**降血壓作用**……薑辣素與薑烯酚能夠抑制血管的收縮，使血壓下降。

＊⑦與⑰看似完全相反的作用，似乎有點矛盾，不過，手腳冰冷、有低血壓傾向的人，能得到升壓效果。而血管緊張、有高血壓傾向的人，則能夠得到降壓效果。亦即生薑具有使身體恢復健康狀態的效能。

但是，這裏所說的高血壓，是指在拙著中所敘述的陰性高血壓。如果是屬於矮胖、紅臉的陽性型高血壓患者，則吃太多的生薑，反而會使高血壓惡化。

為各位介紹一些症例來證明這十七種藥理效果。

《症例1》利用生薑過著舒適的每一天

（三十七歲・主婦）

三十七歲的主婦，一六〇公分，四十五公斤，屬於較瘦型，有手腳冰冷症的現象。經常覺得肩膀痠痛、頭重、食慾不振、胃不清爽。既不能使用化學藥品，也不能夠服中藥，因此，過著「使用生薑」的飲食生活。

早晚各喝一杯生薑湯，味噌湯中加入薑屑，湯豆腐則沾放入薑屑的醬油來吃，並且醃漬生薑來食用。沒有生薑時，就利用紅薑。點心則吃薑糖……徹底實行生薑療法。數天後，體溫暖和，去除肩膀痠痛與頭重。一個月後，胃不適感消除。湧現食慾，胖了二公斤。後來，飲食生活中盡量利用生薑，過著舒適的每一天。

這是生薑的①健胃作用、⑬保溫作用促進血液循環而產生效果。

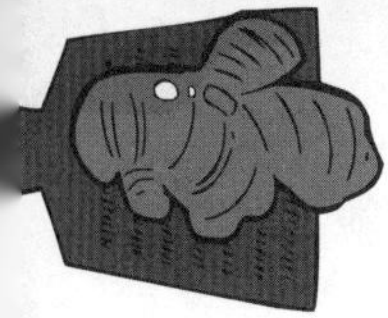

《症例2》啤酒喝得過多，體調不良

（六十歲・男性）

平常喜歡運動，看起來比實際年齡更為年輕，充滿元氣。

但是「今年夏天因為啤酒飲用過度而下痢，後來胃腸一直不適。雖有食慾，卻因胃中積存廢氣而不能吃太多。肚子經常咕嚕咕嚕地叫，有時候會出現劇烈的腹痛。接受醫生的治療而且服藥中，但是，同樣的症狀持續二週以上。」

啤酒飲用過度而使腸受寒，腸內細菌的平衡瓦解（益菌減少，害菌增加）。首先要充分咀嚼，少吃一些，早、午、晚三次在飯前飲用梅醬粗茶。

第二天起，腹鳴的現象消失，不再腹痛，能夠清爽地排便，食慾大增。一週後，恢復為原先的健康體，後來就成為生薑迷。

每天在味噌湯中放入生薑，吃涼拌豆腐時，也利用薑屑。孩子都稱他為「生薑爸爸」。

利用生薑和梅乾產生⑤胃腸內的害菌（大腸菌、魏氏梭狀芽孢桿菌等）的殺菌作用，以及④促進腸管內輸送作用奏效，使得腹鳴、腹痛消失。

《症例3》利用生薑湯、生薑濕布克服腸阻滯

（四十歲，公司職員）

五年前動了胃癌手術，後來一直胖不起來。身高一六五公分，體重五十公斤。

手術後，身體發冷，經常有食慾不振及噁心感。

前年的十二月，觀賞孩子的足球比賽，在寒風中度過二小時，突然產生劇烈腹痛，趕緊叫救護車送醫急救。醫生診斷——腸阻滯，立刻進

行手術。

去年二月，出現同樣的腹痛而住院，醫生診斷又是腸阻滯，但是未動手術，只利用注射點滴的內科保存療法，住院一週就出院了。患者來診所，詢問有沒有什麼腸阻滯的預防法。於是醫生讓他服用以生薑、花椒、高麗人參所製成的大建中湯。

這是不是有手術技術的漢方醫學，經常用的腸阻滯用藥。

引起腸阻滯的狀況與「發冷」有關。早晚飲用生薑湯，洗完澡以後，對腹部進行生薑濕布療法。

後來，能夠長時間待在寒冷的地方。以往摸起來發冷的腹部也變得溫暖，食慾增加，體重增加了五公斤。當然，不再感覺噁心，沒有腸阻滯的前兆，每天都過得很有精神。

這就是生薑的⑬保溫作用，③鎮吐作用，⑩鎮痛、鎮靜作用充分發揮的症例。

《症例4》因為各種寒冷症而痛苦不堪

（四十八歲．女營養師）

因為職業的關係，很重視食物的營養。但是到了四十歲時，雙手手腕的關節疼痛，半年內，手指、兩膝、兩腳脖子、右肘的關節都感覺疼痛，接受檢查，診斷為風濕。

服用鎮痛劑、消炎劑，經過二～三個月後，出現食慾不振、噁心、空腹時的胃痛，接受內視鏡檢查，診斷為胃潰瘍，又增加藥量。

從那時候開始，不論是爬坡或快步疾走時，感覺呼吸困難，腳浮腫。接受心電圖檢查，發現心臟稍微無力。開了很多的藥物處方讓患者服用。雖然沒有食慾，但是體重增加。身高一五五公分，體重五十八公斤，比健康時胖了三公斤。

患者在這種狀態下來到診所，看了「冷」「水」「痛」的關係圖，

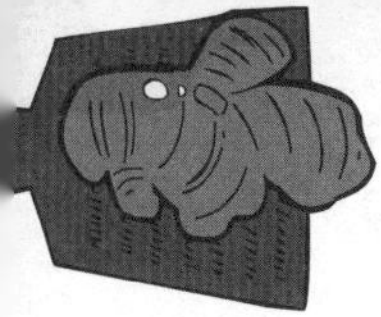

診斷為風濕，完全是因為「冷」「水」所引起的疾病。雖然鎮痛劑能夠立刻止痛，但是多半具有解熱作用，因此身體發冷，以長遠的眼光看來，會造成反效果。

關於胃潰瘍，漢方認為這是陰性的疾病（由發冷造成的），原本是手腳冰冷症的體質，再加上使用鎮痛、解熱劑，就會引起胃潰瘍，呼吸困難和腳部浮腫，是心不全的症狀，簡言之，就是因為心不全而體內水積存的狀態，這也是發冷所造成的……。

對患者做說明以後，給予去除發冷症狀和「水」，含有生薑的桂枝加朮附湯（漢方藥）。並且告知除非疼痛難忍，否則最好不要使用化學藥品。早上和泡完澡後，對患部進行生薑濕布療法二次。

此外，味噌湯中放入生薑屑，吃醃漬生薑及紅薑等，在日常飲食生活中，大量地使用生薑，一天喝二次生薑湯。

生薑濕布立刻奏效，令她感到很高興。但是，關於生薑湯方面，她認為「會對胃造成刺激，可能對胃潰瘍不好吧！」因此不肯嘗試。對她說：「漢方的胃潰瘍藥物安中散和柴胡桂枝湯中也含有生薑，可以安心使用。」她才開始實行生薑的「內服療法」。

開始實施生薑的「內服」與「外用」療法，經過一週後，排尿量增多（表示發揮強心作用），關節的腫脹逐漸消退，胃空腹時的疼痛感消除，在飲食中已經少不了生薑的存在了。

原本有低血壓的傾向，收縮壓為九十mmHg而已，現在升高接近為一一〇mmHg，產生活力。實行半年的生薑療法後，關節的疼痛和腫脹消除。不過，活動關節時，還是欠靈活，此外，早上手僵硬的現象仍然存在，但是已經抑制病情的惡化，浮腫、胃痛、呼吸困難等現象消失。建議她仍然持續實行生薑療法。

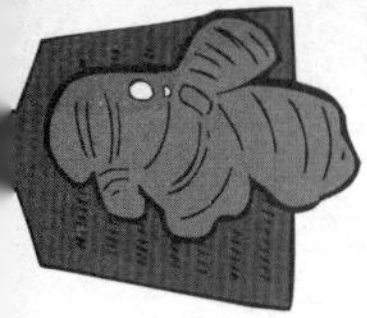

因為手腳冰冷症而造成的陰性體質所產生的各種陰性症狀（風濕、潰瘍、呼吸困難＝心不全），利用生薑的⑩鎮痛作用，⑬保溫作用，⑥強心作用（利尿作用），⑦血壓上升作用，②抗潰瘍作用而得到改善。

由上述的體驗例可知，生薑的確具有各種藥理效果。

⑵ 真的有副作用嗎？

生薑是食物，若說它有「副作用」，那是很可笑的說法。醫療用的漢方中多半含有生薑，持續服用數年，也未見出現副作用，因此，完全不用擔心「生薑副作用」的問題。

《藥性論》說：「生薑止嘔吐不下食。」《藥品化義》說：「生薑通竅利肺氣，寧咳嗽。」美國臨床研究指出，薑萃取物可以減輕關節疼痛，甚至減少止痛藥的服用。薑的有效成分比抗發炎藥物複雜，但是沒有藥物的副作用。

《本草綱目》記載：「食薑久，積熱患目。凡病痔人多食兼酒，立發甚速。癰瘡人多食則生惡肉。」李時珍說，長期服食生薑有損視力，並會誘發毒瘡併發。

《本草經疏》又說：「久服損陰傷目，陰虛內熱，陰虛咳嗽吐血，表虛有熱汗出，自汗盜汗，臟毒下血，因熱嘔惡，火熱腹痛，法韭忌之。」一再說明長期服用生薑，對眼睛會造成損害。

另外，「內熱陰虛，目赤喉患，血證瘡痛，嘔瀉有火，暑熱時症，熱哮大喘，胎產痧脹及時病後、痧痘後」均不宜服用生薑。

根據以上說法，可歸納為：

①陰虛內熱及實熱症忌用。

②長期吃生薑會積熱傷眼。

③痔瘡患者大量攝取酒與薑時，更容易罹患痔瘡。

所謂「長期」，到底是指多久呢？此外，到底吃多少量的生薑，才會傷眼，並沒有記載，因此很難判斷。我認為只要順著自己的「本能」，應該就沒問題了。

原本體調很好，可是食用生薑以來，開始覺得「臭味撲鼻」、「沒有食慾」、「不想喝生薑汁」，出現這些本能時，表示產生了排斥反應，可以暫時中止使用生薑。

此外，如果一開始就討厭「生薑」味道的人，最好不要外用、內服或食用。

⑶專家的叮嚀

①天氣炎熱時，人容易口乾、煩渴、咽痛、汗多，生薑屬熱性食物，根據「熱者寒之」的原則，不宜多吃。可以在做菜或做湯的時候放幾片生薑即可。

②有人吃薑喜歡削皮，這樣就不能發揮薑的整體功效。一般的鮮薑

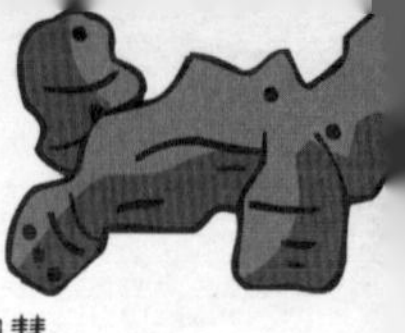

洗乾淨後就可以切絲或切片。

③腐爛的生薑會產生一種毒性很強的物質，它可使肝細胞變性、壞死，從而誘發肝癌、食道癌等。因此，腐爛的生薑不宜食用。

④凡屬陰虛內熱、邪熱亢盛者，或患有癰腫瘡節、肺炎、肺結核、肺膿腫、胃潰瘍、膽囊炎、糖尿病、痔瘡者，不宜長期食用生薑。

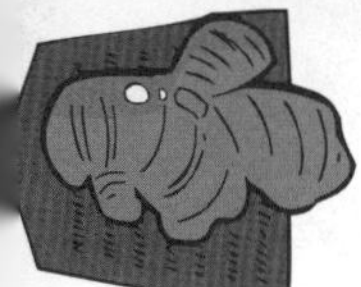

第二章

利用生薑「溫熱身體」就能夠治癒疾病

1. 百病之源——新陳代謝功能下降

生薑的效能如前章①～⑰中所列舉的，非常的多，具有各種不同的藥效。

但是，生薑對於百病能夠奏效的最大理由，就是以發汗、利尿為代表的水分代謝良好作用，加上保溫作用而促進新陳代謝的作用。

生薑能夠暖身，促進新陳代謝，為何會成為治療各種疾病的原動力呢？在說明之前，我們要先來探討一下「為何身體發冷會損害健康、罹患疾病呢」？

人類體溫經常保持在三六・五℃左右，這個體熱，能夠運作體內無數的化學反應，維持生命與健康。

因此，冬天遭遇山難，身體冰冷就會凍死，發冷或感冒時，為了去除

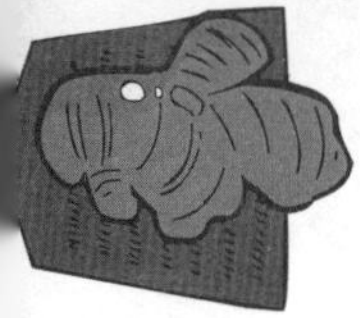

發冷的現象就會引起發燒。

不僅感冒，像癌症、白血病、膠原病、發炎等，幾乎所有的疾病都會發熱，證明為治好疾病，需要熱。在冬天，感冒、支氣管炎、腦中風、心肌梗塞等，所有疾病的發症率與死亡率會上升，這也說明了「發冷」是百病的原因。

在此簡單探討一下造成現代人身體發冷的原因，以及使體熱上升的方法。

(1) 運動不足

人類體熱的四十％是在肌肉產生的，所以，現代的文明人因為運動不足，導致體溫下降是理所當然的事情。

人體的肌肉七十％以上存在於腰、臀部與下肢。要促進肌肉產生熱，最好進行下半身的運動。每天以步行一萬步為目標。

⑵壓　力

壓力（stress），是加拿大生理病理學家漢斯塞利耶導入醫學的名稱，專門的說法是指：「寒冷、外傷、疾病、精神緊張等原因，在體內產生的非特異防禦反應。」

現代人將「壓力」當成日常用語來使用，無法去除身心疲勞感或焦躁時，很自然就會想到「最近好像積存壓力」的話語。

當精神、肉體的壓力積存時，交感神經緊張，副腎髓質會分泌腎上腺素，結果使體內血管變細、變窄，血液循環不良，當然體溫也會下降。

可以唱唱卡拉ＯＫ，和朋友聊聊天，從事旅行，泡個溫泉或三溫暖，藉此轉換心情。

⑶ 飲食生活

人類要延長生命，就要不斷地由飲食來汲取膳食中的營養素，以補充身體組織中被消耗的能量。飲食與營養是人類賴以生存的物質基礎，飲食營養的好壞直接影響到人的身體健康。

目前國人，尤其是年輕人與孩子們所吃的食物，都是容易使身體發冷的食物（陰性食品）。一定要多吃一些能夠溫熱身體的「紅、黑、橙、黃等暖色」的食物。

由此可知，發冷是百病的要因，而「熱」則是維持健康與治療疾病的原動力。實際上，現代人的體溫有逐年下降的傾向，這也意味著容易罹患疾病。因此，能夠溫熱體溫、促進新陳代謝的生薑的作用，更顯得重要了。

百病原因在於新陳代謝功能的下降，換言之，就是無法順暢地進行水分代謝而造成了水滯（水毒），結果引起發冷及血液循環不順的現象而造成疾病。

以下，就針對這一點來探討現代文明病與國人主要死因和生薑所具有的偉大藥效。

2. 過　敏

(1) 過敏的真正原因是水毒

所謂「過敏」，就是身體為了防止疾病入侵，免疫機能過度發揮作用而危害身體所引起的反應。

會引起過敏反應的抗原，稱為「過敏原」。食物的三大過敏原，包括

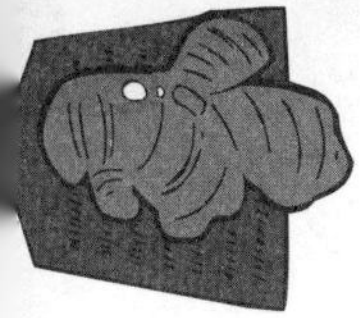

雞蛋、牛奶、大豆。而這三者對一般人來說，是屬於營養價值極高的食品，應該每天攝取。

過敏疾病橫行於國內。三歲兒童三十%有異位性皮膚炎，很多人因為春天杉木花粉症而苦惱。

此外，小兒氣喘與蕁麻疹患者也到處充斥。

現代醫學嘗試找出過敏的原因物質（過敏原），盡量遠離過敏原，或稀釋過敏原，定期注射，利用減感作療法來治療。亦即為了減少與過敏原家塵的接觸，要將榻榻米、地氈等換成地板。為了應付杉木花粉的作祟，必須戴口罩，或避免吃蛋、牛奶、青背魚等。

但是，仔細想想，我們孩提時代居住在比現在衛生狀態更差的環境中生活，家中的灰塵、垃圾無數，也不像現在一樣每天泡澡，甚至身上帶有跳蚤、蝨子，而杉木花粉也比現在飛散更多。

不過，以前卻很少看到罹患異位性皮膚炎或小兒氣喘的孩子，甚至根

《發冷與反應的現象》

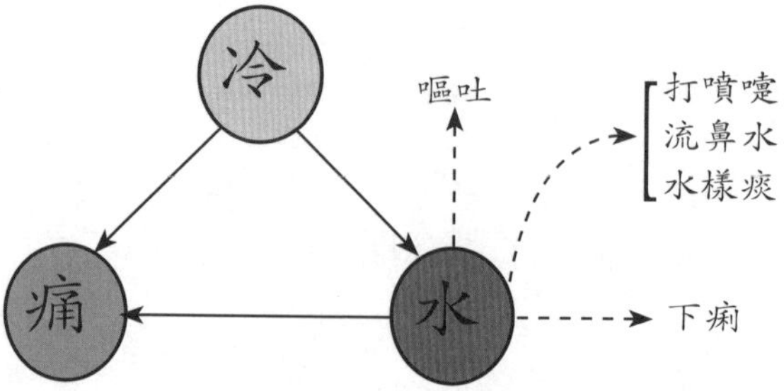

不要忘記水毒的三角關係

本就不知道有這些疾病的存在。

現代醫學認為，過敏的原因在於體質，以目前而言，過敏患者的比率，一代、二代以前，和現在相比，大致相同。但是實際上過敏患者的數目卻不斷地增加。

在此探討一下過敏的症狀。

*過敏性結膜炎……淚

*過敏性鼻炎……打噴嚏、流鼻水

*氣喘……水樣痰

*異位性皮膚炎……濕疹

*過敏性腸炎……下痢（水樣便）

等等，全都是水分朝外排出的症

狀。

睡覺著涼時會引起下痢（水樣便），著涼感冒時會流鼻水、打噴嚏，亦即身體發冷時，將水排出體外的身體構造就會發揮作用。因為只要將水排出體外，就能夠溫熱身體。

在下雨（水）天淋雨時，就引起頭痛、神經痛，進入冷氣房中，頭痛與腰痛更為嚴重，或者會打噴嚏、流鼻水。相反的，水分攝取過多，或吃了太多富含水分的水果，身體會發冷，由此可知，「發冷」「水」「疼痛」具有表裏一體的關係，互有關連。

因此，過敏的原因，就是體內水分過多的狀態，亦即漢方所謂的「水毒」。

⑵問題在於兒童的低體溫

與五十年前的兒童相比，現在的兒童體溫下降一℃。事實上，在門診時診察兒童患者，發現幾乎沒有一個兒童擁有人類的平均體溫三六・五℃。

差不多所有的小孩都為三六℃以下，甚至有的孩子不到三五℃，令我訝異不已。其原因如表所示（參考七十三頁），就是攝取太多使身體發冷的食品（陰性食品）。

也就是兒童過敏的真正原因是低體溫，體內多餘的水分無法藉著尿或汗排出的方式充分加以排泄的狀態，在此狀態下，只好利用皮膚（異位性皮膚炎）或呼吸器官（氣喘）、鼻腔（鼻炎）、淚腺（結膜炎），將因為水毒而造成過剩的水分排出體外。

生薑發汗之力甚強，《本草綱目》說：「生用發散，熟用和中。」因此，促進發汗，提高體溫、促進新陳代謝的生薑，如果能夠巧妙利用，當然具有改善過敏狀態的力量。

3. 女性特有的疾病「血道症」

(1) 不定愁訴的原因來自下半身的發冷

手腳冰冷是女性出現較多的症狀，主要是自律神經作用或荷爾蒙分泌不平衡，導致末梢血管收縮、血液流量減少所引起的。

女性與男性相比，會出現較多的症狀。

主要的症狀如下：

1. 肩膀痠痛　2. 頭痛　3. 頭昏眼花
4. 耳鳴　5. 心悸　6. 呼吸困難
7. 神經痛　8. 瘀斑　9. 痔瘡
10. 生理不順（生理痛）

一般女性會出現二～五項的症狀，甚至有的人會出現十項的症狀。

現代醫學的觀點認為肩膀痠痛應該去看整形外科或內科，頭痛看內科或腦外科，頭昏眼花及耳鳴看耳鼻喉科，心悸及呼吸困難看循環器官科，神經痛看內科或整形外科，瘀斑看皮膚科或內科，痔瘡看外科或肛門科，生理不順看婦科。

某位患者到醫院一舉訴說了這些症狀，而醫師也認為可能是罹患自律神經失調症或更年期障礙，而投與鎮定劑或荷爾蒙劑。

但是，女性這些不定愁訴的原因，乃是來自於下半身的發冷，造成氣上衝或血上升所致。

⑵ 腹部的振水音是水分過剩的證明

診察時，採仰臥，用右手指尖敲打腹部，會聽到啪恰啪恰的聲音，這就是所謂的振水音，大部分的女性都擁有這種症狀。

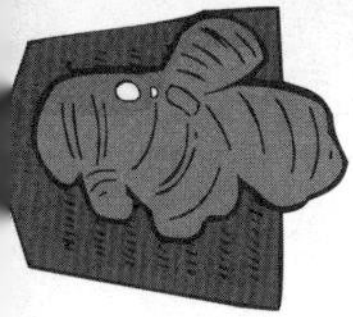

這是表示胃下垂，比健康人胃內擁有更多的胃液。

持續這種症狀時，體內的袋或凹陷處都會出現較多的水分，也就會呈現前述的水毒狀態。

漢方醫學將肚臍視為是身體的中心，而幾乎所有的女性肚臍上方比較溫熱，但是，距離只差數毫米的肚臍下方卻是發冷的狀態。

肚臍下方距離心臟較遠，血液循環不良，會引起發冷。此外，女性有水毒的傾向，因此，水分集中在下半身，造成下半身發冷。

下半身（肚臍以下）會發冷，表示應該存在那兒的「血」「熱」「氣」逃散到某處。也就是，可能會朝向上半身亂竄。當血、熱、氣由下往上升時，壓迫心臟或肺，就會感覺呼吸困難或心跳加速。如果血集中在肩膀或頸部的周圍，就會出現肩膀與頸部痠痛的症狀。再往上時，就會在臉上出現疹子或泛紅的症狀。

由下往上的症狀，會誘發噁心、咳嗽、口內炎、口臭等諸症狀，也會形成焦躁、失眠等「來到頭」的狀態。

「頭寒腳熱」是健康的原則，但是女性的不定愁訴則完全相反，呈現「頭熱腳寒」的狀態，血液循環不良，這些症狀總稱為「血道症」，也稱為「瘀血」。

這個「血道症」的原因是「發冷」，而「發冷」的原因，多半來自於「水毒」。

因此，能夠使水的代謝正常運作、使身體溫熱的生薑，對於女性的「血道症」以及各種的不定愁訴都有效。

4. 國人的死因與「發冷」的重大關係

(1) 人類出生時是紅色，死亡時是白色的

台灣人的死因（二〇一〇年）

第一位……惡性腫瘤（癌症）（二八・四％）
第二位……心肌梗塞等心臟疾病（一〇・八％）
第三位……腦血管疾病（七・〇％）
第四位……肺炎（六・二％）
第五位……糖尿病（五・七％）
第六位……事故傷害（四・六％）
第七位……慢性下呼吸道疾病（三・六％）

第八位……慢性肝病及肝硬化（三・四％）

第九位……高血壓疾病（二・九％）

第十位……腎炎、腎徵候群及腎性病變（二・八％）

從某個角度來看，這些疾病全都是「發冷」的疾病。

人類出生時像嬰兒一樣紅咚咚的，體熱較高，紅血球的數目較多，因此是紅色的。

隨著年齡的增長，體熱逐漸地下降，紅血球減少，有貧血的傾向，因此會變得蒼白，也就是出現白髮、白內障，皮膚出現白斑。

就像白雪一樣，「白」是冷的顏色。食物放入冷凍庫會變硬，水冷凍之後會結冰。在寒冷的地方，手會發冷、僵硬。也就是說地球上的物體，一旦遇冷就會變硬。換言之，我們的身體隨著年齡的增長，會因為「發冷」而變硬。

亦即前述的十大死因，都與「發冷」有關。

《發冷與升症》

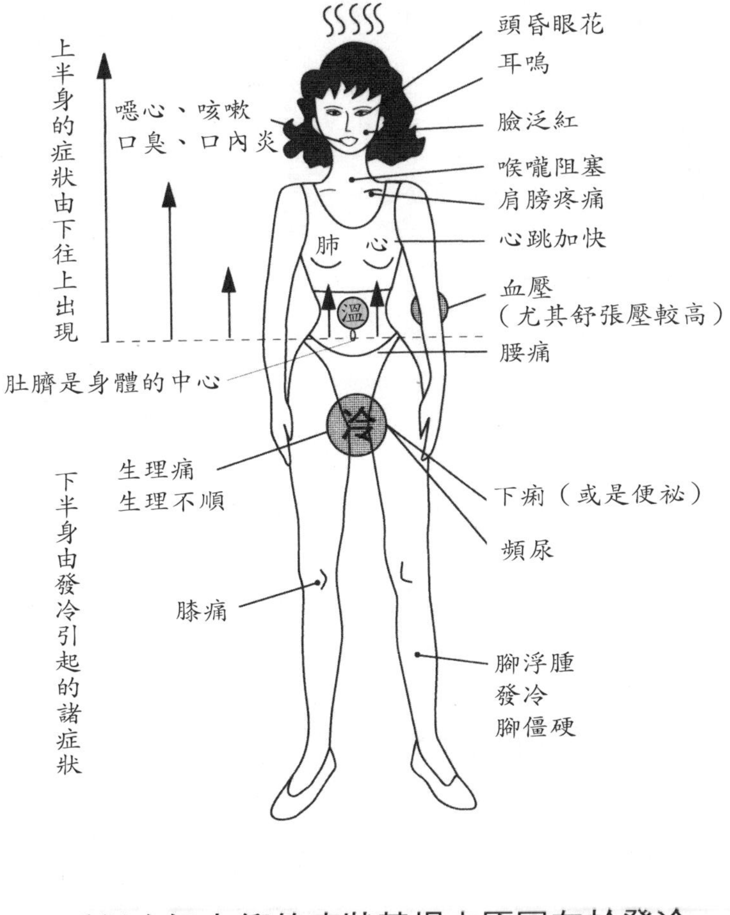

看似血氣上衝的症狀其根本原因在於發冷

⑵ 癌症——癌不耐熱的理由

二〇一一年台灣十大癌症死亡的排行：①肺癌、②肝癌、③結腸直腸癌、④女性乳房癌、⑤口腔癌、⑥胃癌、⑦攝護腺癌、⑧胰臟癌、⑨食道癌、⑩子宮頸癌。

癌症患者數與日俱增。事實上，每三・五人中就有一人死於癌症。想來讓人心驚肉跳。

組成人體最基本的單位是細胞，無論是細胞不必要的異常生長，或是應死去而不死的細胞，都可能形成腫瘤，甚至導致癌症。

細胞的性質與功能，主要是由細胞核內的遺傳物質——染色體上的基因決定的。人體細胞內眾多的基因中，有一種特殊的基因族，它們隨著人體的發育，自然的失去活性。

然而，一旦遇到外界的致癌因子，例如一些化學致癌物、致癌病毒或輻射等因素時，它們便會重新啟動，這叫做基因的激活，從而使細胞瘋狂地增殖而成為癌細胞。

先進國家耗費大筆的研究費致力於有關癌症的研究，但是在治療面，幾乎不見任何的成果。

由皮膚或內臟所生的一種惡性腫瘤，西醫叫癌症（cancer）。「癌」字從喦＝嚴的广（疾病），亦即具有「發硬」這種物理特徵的疾病。

食物放入冷凍庫中就會變硬，水冰凍之後就會結冰，換言之，宇宙的物體一旦發冷就會變硬。人類是生存於宇宙中的生命體，有小宇宙之稱，是在宇宙的原則中生存。

因此，以某種角度來看，在人體的某處形成硬物時，應該是發冷所造成的。

其證明，就是培養癌細胞與正常細胞，從三三℃開始，以〇・一℃的溫度慢慢開始加熱時，到了三九・三℃以上，癌細胞會死亡，而正常細胞在四三℃時也仍然能夠生存。

掌管新陳代謝的甲狀腺荷爾蒙分泌過多的突眼性甲狀腺腫病，就是因為新陳代謝過度良好所造成的。不論吃多少東西，很快地又會出現肌餓感，而且非常的瘦、焦躁、發汗、發熱等症狀會出現。

這種突眼性甲狀腺腫病的患者，甚少罹患癌症。

亦即新陳代謝太好，使得癌這種原本不存在於體內的物質，根本沒有時間停留體內。同時，發熱也不會讓癌這種新生物形成。

因此，癌症多半是發冷所造成的。

歐洲自古以來對癌症實行發熱療法，而現代醫學對於癌症也產生溫熱療法。

民間醫學利用枇杷葉溫灸與生薑濕布療法來治療癌症，頗受歡迎，理由即在於此。

只要在日常飲食生活中充分活用生薑，溫熱身體，就能夠預防癌症。

⑶腦中風、心肌梗塞——「冷」與「熱」的相互關係

腦中風或心肌梗塞的原兇是動脈硬化。年輕時，順暢流通動脈內的血液，隨著年齡的增長，血管內壁積存太多的膽固醇或中性脂肪、尿酸等營養過剩物和老廢物，導致動脈硬化，血液就會停滯。

變細的動脈內如果阻塞了血栓或脂肪栓時，就會引起腦中風（腦梗塞）或心肌梗塞（冠狀動脈梗塞）。

腦梗塞又可分為腦血栓與腦栓塞，腦的動脈內腔變窄，血液的流通受到妨礙時是腦血栓；身體其他部份輸送而來的血塊或脂肪，阻塞了腦動脈時，稱為腦栓塞。其他諸如天生的動脈瘤，或由於血管畸形所引發的蜘蛛膜下出血等，都會引起腦中風。

罹患中風以後，皮膚的感覺或肌肉等方面的運動也變得遲鈍，有百分之八十的中風患者，會有感覺麻痺的症狀出現。

肉、蛋、牛奶、奶油、蛋黃醬、培根等高膽固醇血症的原因食物，以及飯、麵包、蛋糕、麵類、酒精等高中性脂肪血症的原因食物，要控制其攝取量。要充分運動，幫助體內多餘的脂肪燃燒。

此外，要讓血液中增加能夠預防及治療動脈硬化的好膽固醇，因此，要充分攝取魚「ＤＨＡ（二十二碳六烯酸）或ＥＰＡ（二十碳五烯酸）」以及魚貝類（牛磺酸）。

以上都是正確的說法，但是光攝取高脂肪食、高碳水化合物食的人，有的人不會罹患動脈硬化、腦中風或心肌梗塞；有的人沒有攝取高脂肪、高蛋白質、高碳水化合物食，因為食慾不振而出現下痢，非常的瘦，可是卻存在高血脂症，會引起腦中風或心肌梗塞。理由何在呢？

這些現代醫學很難說明的病態，只要從「冷」「熱」的角度來探討，就容易說明了。

以石油爐來比喻的話，膽固醇或中性脂肪就是石油，如果不能夠在體內大量燃燒掉，就會殘存下來。也就是說，手腳冰冷症的人或是只攝取水分的人，因為「冷」和「水」而澆熄了石油爐中的「火」。

因此，平常要經常食用生薑，溫熱身體，使脂肪充分燃燒，藉此能夠預防高血脂症↓動脈硬化↓腦中風、心肌梗塞等一連串的病態。

⑷肺炎——為何會發炎

肺炎、支氣管炎、扁桃腺炎、膽囊炎、膀胱炎、肝炎、胰臟炎……，命名為「○○炎」的疾病不勝枚舉。

發炎症狀的英文是inflammation，flame意味著火燄。

引起發炎時，主要症狀包括發燒、發紅、腫脹、疼痛這四種。發炎最具特徵的症狀就是發燒。

醫學上認為一般人發炎的原兇是病菌（細菌、真菌、病毒），而利用抗生素予以殲滅，或好不容易出現的發燒現象，需要藉著解熱劑退燒。

典型的肺炎促成因子包括普通感冒、流行性感冒、中風、酒精中毒、抽菸、腎臟衰竭、營養不佳、呼吸道有異物、細菌、病毒、化學刺激物，甚至過敏症。

蛀牙的原因是變種鏈鎖狀球菌，經常棲息在我們的口中，但是吃甜食後，如果甜食沒有成為齒垢附著在牙齒或牙肉時，就不會造成變種鏈鎖狀球菌病菌活動。亦即只要經常刷牙，就能夠抑制口腔內病菌的作惡。

就好像我們每天生活中所製造的垃圾一樣，只要收集在垃圾處理場焚化後，就不會造成太大的污染。在體內，為了使積存在血液內的老舊廢物＝垃圾燒掉，因此需要淨化血液。而能夠幫助其燃燒與淨化的，就是細菌。

污濁的河川會充滿病菌，而清澈的流水中不存在病菌。

細菌具有燃燒、分解地球上剩餘或老舊廢物，使其回歸到土壤中的作用。

在體內出現肺炎或其他發炎症狀的人，表示體內充斥著老舊的廢物，細菌為了清掃、淨化體內而獻身。可是利用抗生素殺菌，真是恩將仇報的作法。

英文把感冒稱為common cold，是指「發冷」的疾病。當身體發冷、體溫下降時，必須利用熱來管理的體內所有的代謝能力就會減退，老廢物積存。因此必須讓身體發熱而恢復熱，為了不製造多餘的老舊廢物，所以出現食慾不振的狀態。

這時投與解熱劑或抗生素，對付食慾不振的現象而勉強讓患者進食，或是利用點滴補給營養，這樣的現代醫學與利用葛根、薑、芍藥、棗子等，充滿溫熱成分的生藥所作成的葛根湯治療的漢方醫學相比，何者正確，相信不用我說各位也知道答案。

生薑湯、梅醬粗茶、蛋酒、威士忌等，都具有暖身作用，對於感冒、發炎症狀有效。根據前面的說明，相信各位能夠瞭解這些民間療法的正確性了。

總之，發炎是身體需要熱的狀態，是身體的反應，平常就要利用包括生薑湯在內的生薑暖身，如此一來，就不容易生病。

身體溫熱的人，在其體內的老廢物——垃圾積存較多之前，就會予以燃燒處理掉。

⑸糖尿病——糖分大量燃燒吧

糖尿病是由於遺傳因素和環境因素長期共同作用所導致的一種慢性、全身性、代謝性疾病，是存在於胰臟胰島的β細胞分泌的胰島素不足所造成的。的確如此，但是如果從「發冷」的一面來觀察糖尿病的話，會發現有趣的事項。

糖尿病是由於掌管糖代謝的胰島素不足，或胰島素在靶細胞不能發揮正常生理作用，導致身體細胞的活動源糖分（血糖）無法充分消耗掉，血糖積存在血液中的狀態（高血糖）而引起糖尿病。

血糖是腦細胞等身體細胞的生活源，在正常範圍的五〇～一一〇mg／dl以下的低血糖時，就會產生脫力感、頭昏眼花、發汗、噁心、心悸、昏倒等熱量斷絕的各種症狀。

糖尿病患者如果服用過量的降血糖劑或從事劇烈的運動，抑或是長期持續斷食時，就會引起這些症狀。

也就是掌管生命的重要的血糖太多時，會傷害血管內壁，引起糖尿病性腎症（→腎不全）、糖尿病性視網膜症（→失明），以及免疫力減退（容易感染）等各種嚴重的疾病。正是所謂的過猶不及。

飲食治療初期，不少患者飢餓難耐，常忍不住偷偷進食。進食後又擔心血糖太高，想加大降糖藥用量來降血糖，這是不可取的，也是有害的。一方面，進食量的增多，加重了胰島β細胞的負擔，加大降糖藥用量，則增加藥物毒副作用及低血糖發生的可能；另一方面，心理上總存在僥倖心理，日久夜長，會使飲食治療毫無效果。

血糖是身體的熱源、熱量源，所以體熱較高，大量燃燒而消耗掉糖分的人，不會引起高血壓症＝糖尿病。

因此，從食物中攝取同樣的熱量，但是充分運動的人或喜歡泡澡、洗三溫暖的人，亦即身體經常保持溫熱的人，經常保持心情開朗的人，常常唱卡拉ＯＫ紓解壓力，而使體溫上升的人，充分攝取使身體溫熱的陽性食品（參考七十三頁表）的人，則不容易罹患糖尿病。

相反的，喜歡攝取水分、水果、生菜……等等的陰性食品而使身體發冷的人，當糖分想要燃燒時，卻用水予以澆淋或使其冷卻，血糖的燃燒無法順利地進行，就會導致血糖的殘存＝高血糖＝糖尿病。

由這個意義來看，巧妙地使用「生薑」，溫熱身體，促進新陳代謝，就能夠預防及治療糖尿病。

《陽性食品（溫熱身體）
陰性食品（冷卻身體）》

陽性食品（紅、黑）	中性（黃色）	陰性食品（青・白）
鹽（天然鹽） 梅乾 醃黃蘿蔔 醬油 乳酪 味噌 肉類 蛋 魚貝類 維他命E 日本酒 燒酒 烤焦的飯 蔥 洋蔥 韭菜 大蒜 薑 高麗人參 根菜類 〔牛蒡 胡蘿蔔 蓮藕 野山藥等〕 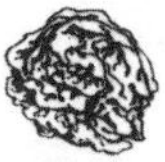 梅乾 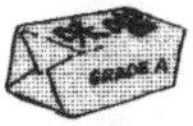 味噌 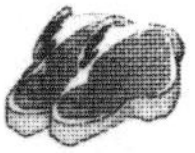 肉 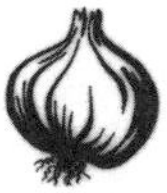 大蒜 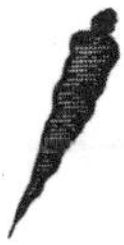 胡蘿蔔	糙米 黑麵包 蕎麥 小米 稗子 稷 大豆 小紅豆 納豆 南瓜 芝麻 蘋果 草莓 甘藷 野山藥 蒟蒻	牛奶 豆漿 醋 植物油 精白砂糖 蛋黃醬 胡椒 辣椒 咖哩 化學藥品 維他命C 清涼飲料 啤酒 威士忌 咖啡 點心類 蛋糕 豆腐 番茄 豆芽菜 葉菜類 （萵苣等） 熱溫帶（南方的蔬果） 〔香蕉 鳳梨 芒果 柿子 奇異果 檸檬 西瓜 瓜類等〕 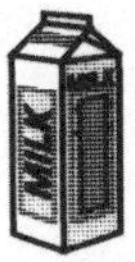 牛奶 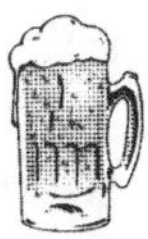 啤酒 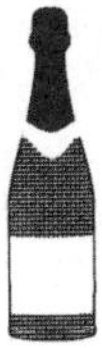 威士忌 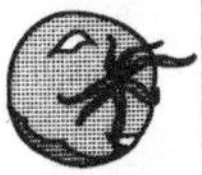 番茄 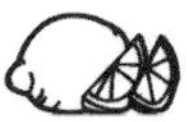 檸檬

⑹事故傷亡——體溫較低的人對突發狀況的判斷力較差

事故傷亡一直是台灣的嚴重問題，雖然自一九九八年起，事故傷亡從原本十大死因的第三名降到第四名，二〇一一年又降到第六名，但依然是台灣民眾生命的一大威脅。

在事故傷亡中，運輸事故是台灣民眾的主要死因，其次是溺水，第三名是意外跌墜。性別方面男性死亡率是女性的二・六倍。

根據資料顯示，「體溫較低的人容易發生意外事故」。

看起來似乎是無稽之談，但是仔細一想，並不是完全沒有根據的。體溫較低的人，身體僵硬，面臨緊急狀況時，身體的反應遲鈍。

因此，可能在駕車時突然踩煞車，或在行駛時車子突然往前衝等。總之，遇到突發狀況時，處理的動作較慢。

經常使用生薑，保持身體溫熱，就不易遭遇意外事故，這是有道理的。

⑺慢性肝病、肝硬化——右季肋部每天實行生薑濕布療法

長期持續出現肝細胞發炎的症狀，肝細胞再生的速度趕不上肝細胞遭到破壞的速度，使得存在於肝細胞之間負責連接細胞與細胞的纖維細胞增殖，「填塞」在遭到破壞的肝細胞的部分。

臨床上依據肝炎患者的表現，通常將肝炎分成以下四種：

①急性肝炎：根據其是否出現黃疸，又分為急性黃疸型肝炎（較重）和急性無黃疸型肝炎兩種。

②慢性肝炎：根據臨床是否反覆發作等特點，又分為慢性遷延性肝炎和慢性活動性肝炎兩種。

③重症肝炎：根據發病經過，又分為急性重症肝炎、亞急性重症肝炎和慢性重症肝炎三種。

④淤膽性肝炎：根據發病過程分為急性型和慢性型二種。

當慢性肝炎的狀態長期持續時，纖維細胞不斷地增加，肝臟變得更硬，這就是所謂的肝硬化。

前面已經提及，一旦發冷就會變硬。因此，從另外一個角度來看肝硬化，也算是一種「發冷」的疾病。

慢性肝炎或肝硬化等肝臟疾病，醫生的指示是飯後側躺使右側朝下休息，這是為了能夠讓血液充分送達到肝臟而提高治癒力所致。

包括肝硬化在內，慢性肝炎患者，每天要對右季肋部（肋骨下方附近）實行生薑濕布療法，溫熱肝臟，促進肝臟的血液循環，藉此能夠改善肝功能。

此外，後面要為各位介紹的棗茶，一日也要飲用一～二次。

飲用加入胡蘿蔔、蘋果、西洋芹和生薑汁的果菜汁更為理想。

胡蘿蔔、蘋果汁，是治癒萬病的基本果菜汁，再加上具有強化肝功能作用的西洋芹以及促進血液循環使身體溫熱的生薑，就能使效果倍增。

＊胡蘿蔔	約四〇〇克	約二四〇cc
＊蘋果	約二〇〇克	約一六〇cc
＊西洋芹	約一〇〇克	約七〇cc
＊生薑	約一〇克	約七cc

計約四七七cc

⑧高血壓疾病

高血壓是指體循環收縮期和舒張期血壓持續增高，偶然一次增高並不能確診為高血壓，一般連續同日三次增高（世界衛生組織和國際高血壓聯盟制定的標準）。

高血壓的病因目前還不很清楚，根據調查，可能與以下幾個因素有關：

①遺傳：父母均有高血壓，其子女患高血壓的機會較多，是雙親血壓

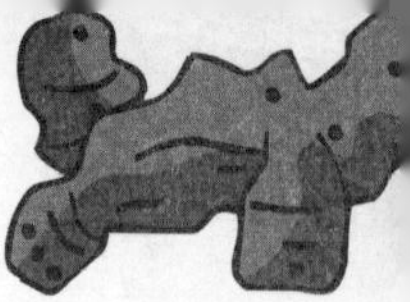

	收縮壓	舒張壓
血壓正常	≤130mmHg（毫米汞柱）	≤80mmHg
臨床高血壓	≤141～159mmHg	91～94mmHg
高血壓	≤160mmHg	95mmHg

正常子女的五倍。但高血壓的遺傳因素，還必須要有環境因素的參與才可能發生。

②食鹽量過高：鹽在人體內分解為大量的鈉離子和氯離子。鈉進入機體可使血壓升高。含鹽量高的食品主要是多種調味品。

③肥胖：肥胖和超重是高血壓發病的危險因素。肥胖者高血壓發病率比瘦者高，其原因可能是由於胖者的血容量、心排血量增加、神經分泌活動增強等原因所致。

④精神因素：研究發現當人處於緊張狀態、精神壓力很大時，大腦中樞會釋放大量的兒茶酚酸類物質，這些物質使心跳加快，外周小動脈收縮造成周圍阻力加大，導致血壓升高。

⑤職業因素：在工作緊張、注意力需要長時間高度集中和體力活動較少的職業中，尤其是以腦力勞動為主的職業中患病率為高。

高血壓通常是沒有症狀的。稍後的警示訊號包括出汗、頭痛、喘氣、心跳快速、頭暈、視覺混淆。由於高血壓通常無徵兆，因此，定期測量血壓很重要，尤其是那些高危險群。

優質蛋白質可防止血壓升高。但是，大量攝入動物蛋白質和動物性脂肪，一方面可使血膽固醇上升，一方面可使腎小球硬化和腎功能減退。所以，增加蛋白質應以高蛋白素食為主。

高血壓病患者以飲食治療原則為首位，應著眼於——以清淡可口為主，忌食肥甘厚味和生冷油膩；多食新鮮蔬菜，如春筍、菠葉、芹菜等，在動物性食品中，應少吃肥肉等高脂肪食物，少食辛辣等刺激食品，尤應少喝或不喝烈性酒。

正常人口嚼生薑一克（不吞嚥），可使收縮壓平均升高十一・二毫米汞柱，舒張壓上升十四毫米汞柱，對脈搏則沒有顯著的影響。

生薑酒精提取液對貓隻的血管運動中樞及呼吸中樞有興奮作用，對心臟有直接的興奮作用。

治療高血壓可使用番椒、洋甘菊、茴香、山楂果、香芹、迷迭香。

⑼腎炎、腎性變病——攝取「食」補充力量減退的下半身

腎臟俗稱腰子，外形像蠶豆，它位於腰的兩側，左、右各一個。腎臟長十～十二公分，寬五～六公分，厚三～四公分，重一二〇～一五〇克，左腎較右腎稍大。通常情況下，健康的腎呈紅褐色。

在生活中，很多人一旦腎虛就會吃各種補藥、補品來補腎。其實他們並不瞭解腎，沒有找到真正的原因，一味地補腎，不對症下藥可能會導致陽痿、早洩等，對腎造成更大危害，不可不慎重。

腎炎、腎變病等慢性腎臟病，也是手腳冰冷症的人容易罹患的疾病。

下半身的衰弱要借助根菜類的力量

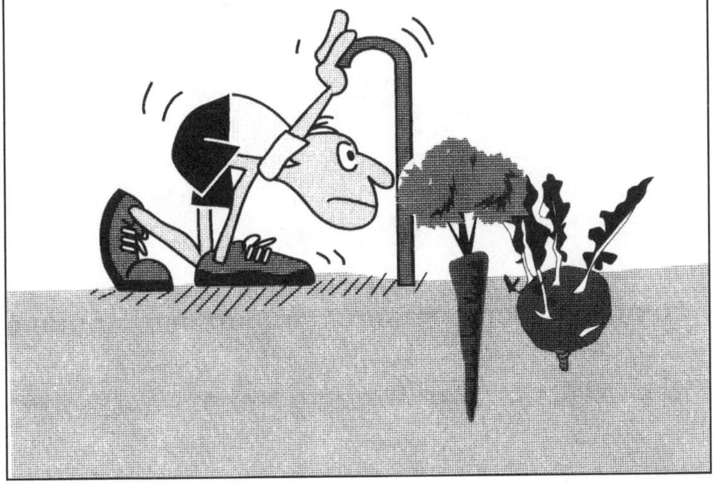

漢方有「相似的理論」，簡言之，就是「吃紅色的食物可以補血」的理論。

臉色蒼白的貧血患者，要吃李子乾、肝臟、菠菜、小紅豆……等紅黑色的食物；相反的，臉發紅的高血壓患者要吃綠色蔬菜或牛奶等青白色的植物，才能夠得到健康。

換言之，體內所缺乏的東西，要以地球上類似的東西來彌補，這就是「相似的理論」。

漢方認為人體的中心是肚臍，而肚臍的下方，以樹木來比喻就是根。

人類隨著年齡的增長，足腰疼痛、下肢發冷、腳浮腫、抽筋、小便無力、陽痿……等，下半身的減弱非常的明顯，亦即從「根」的部分開始衰弱。

漢方會利用「八味地黃丸」來治療這些症狀。亦即使用八種生藥所製成的。其中包括了野山菜、地黃、澤瀉、牡丹皮、附子等五種根生藥。

八味地黃丸對於這些老化的諸症狀有效，對於腎炎、腎變病、膀胱炎、腎硬化症也有效。

這個事實，證明了包括腎炎在內的腎臟病，就是下半身的力量減退及發冷所引起的疾病。

老薑是在泥土下的塊莖，因此對於腎臟病有效。腎臟病患者，每天要在腹部與背部的腎臟位置進行生薑濕布療法。

食物方面，每天都要吃牛蒡、胡蘿蔔、金平牛蒡、蓮藕、蔥、洋蔥……等根菜所作成的料理。此外，煮過的小紅豆一日吃一～二次，能產生利尿效果，對腎臟病而言是至寶。

每日飲用二～三次的生薑湯，溫熱全身，促進腎臟的新陳代謝，這也是重點所在。

●煮過小紅豆

【材料】

小紅豆　五〇克

水　六〇〇cc　（一人份，一次）

【作法】

1. 將洗淨的小紅豆放入鍋中。
2. 加水煮到小紅豆柔軟為止，約煮半小時即可。

【利用的方法】

可以單獨飲用汁，或與小紅豆併用。

煮過的小紅豆

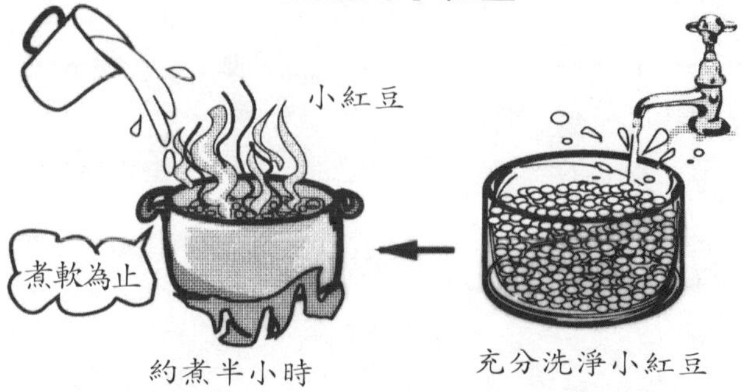

貼生薑濕布的位置

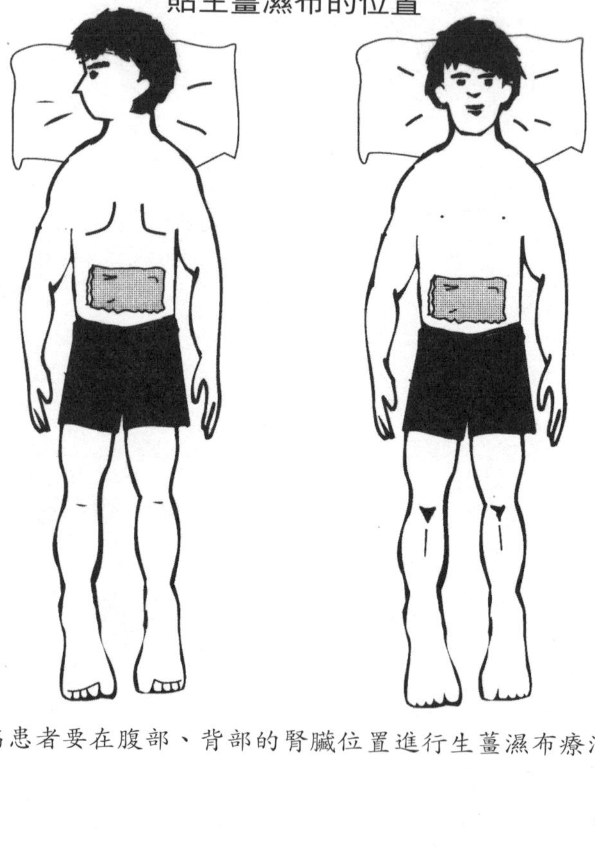

腎臟病患者要在腹部、背部的腎臟位置進行生薑濕布療法

⑽自殺——為何北歐較多人自殺

台灣所有年齡層自殺死亡率是男性高於女性，其中六十五歲以上銀髮族群死亡率最高，男性每十萬人四〇・七六，女性每十萬人二三・九八。

漢方認為憂鬱病、分裂病等精神病是屬於陰性的疾病。也就是「發冷」和「濕氣」所引起的疾病，與「陽」相反，亦即和太陽相反而和「月亮」有關的疾病。

在印度，將精神病視為是「月亮病」，英文要表示「他的頭腦有點問題」時，則說：He is lunatic.（luna＝月）。

美國的精神科醫生C・米拉拜爾博士，歷經十八年，對四千名精神病患者進行追蹤調查，發現在滿月的期間，很多患者會產生激烈的精神發作。

可能是滿月所放出的陰性（發冷）的蒼白月光，使得身心發冷的結果

各國的自殺人數

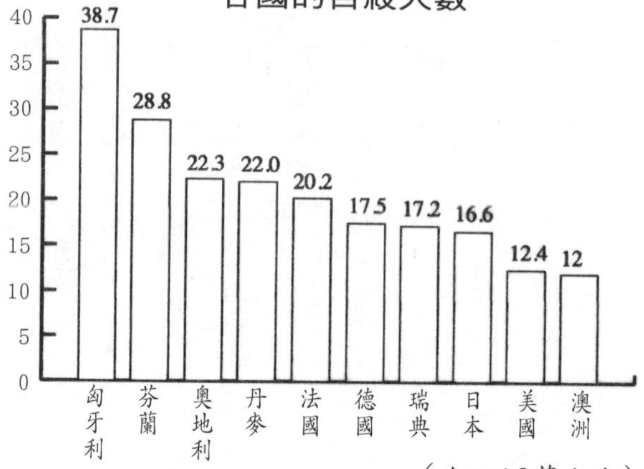

（人口10萬人比）

北歐自殺人較多，可能與「發冷」和「體溫降低」有關？

所造成的吧！

由此可知，自殺和「發冷」「體溫降低」也有關。

上表似乎就在證明這個事實。事實上，北歐自殺的人口較多。

此外，在表之外的夏威夷和密克羅尼西亞、美拉尼西亞等熱帶和亞熱帶地區的自殺人口較少。

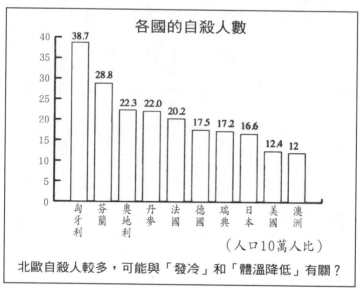

可能是溫熱國家的人陽氣較強吧！

精神病患充分利用生薑，溫熱身體，結果也能對精神造成好的作用。目前，漢方了解「生薑」自古

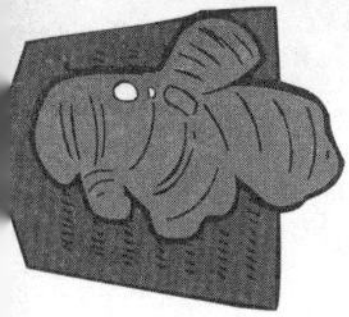

以來就具有「開氣」，亦即心情開朗的作用。像著名的當成憂鬱病用藥的半夏厚朴湯中也含有生薑。

⑾衰老──在「死亡的交叉點」上體溫的降低導致生命力減退

衰老，是指雖未罹患會致死的重病，卻是因為衰老而死亡的狀態。

病患住院時，護士每隔數小時就會測量體溫與脈搏。這兩者稱為生命的徵候（vital sign），亦即是判斷健康狀態最重要的指標。

健康時的脈搏跳動次數是一分鐘六十～八十下，體溫為三六・五℃。體溫上升一℃時，脈搏跳動加速十次。此外，疲勞或精神緊張，心不全……等發生身體異常事態時，也會使脈搏跳動次數上升。體溫的上升，意味著體內可能有發炎、腫瘤、膠原病……等一些疾病存在。

為了迅速查知患者體調的異常，測量脈搏與體溫是最簡單的方法，這也是護士的工作。

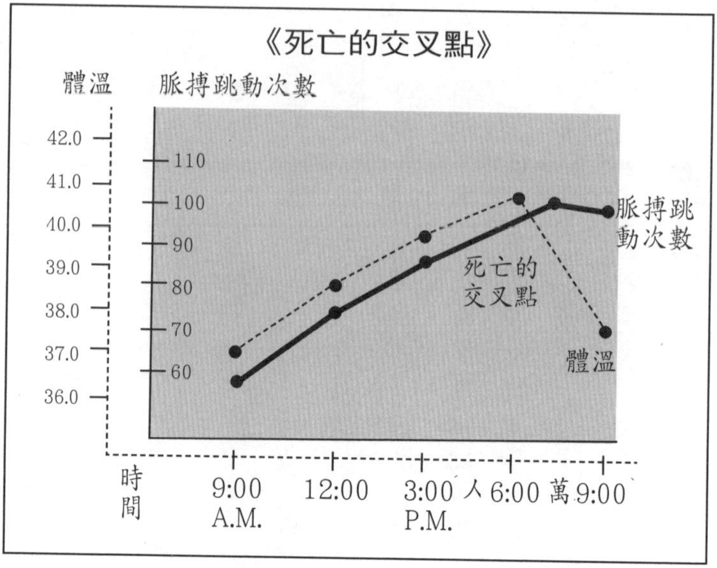

某患者上午九點時的體溫為三七・〇℃，脈搏跳動次數為六〇／分。

到了中午十二點時為三九・〇℃、八〇／分，下午三點時為四〇℃、九二／分，傍晚六點時為四一・〇℃、一〇五／分，不斷地上升，到了晚上九點時，體溫為三八・〇℃，開始下降，但是脈搏跳動次數卻為一〇五／分。亦即表示體溫下降變化的線和脈搏跳動次數的線交叉，這就是「死亡的交叉」（Toten Kreuz），意味著患者即將死去。

體溫降低，就表示生命力的減退。

當然，如果在體溫降低的同時，脈搏也降低，就表示疾病慢慢地復原了。

徘徊在死亡邊緣時，心臟為了將血液送達於全身，雖然力量減弱，還是會增加脈搏跳動次數，送出血液。所以，患者臨終時的脈搏跳動次數雖然微弱，次數卻很多。然而，堪稱生命的本質和體溫卻開始下降。

這意味著對生命而言，熱是重要的存在。衰老，也意味著「生命之燈」消失。

如果促進新陳代謝，保持體溫，是否就能夠遏止衰老或老化的現象呢？

充分攝取使用生薑作成的食物，在日常生活中活用生薑和生薑濕布療法，提高新陳代謝，就能夠防止老化，恢復青春。

《症例5》去除各種疾病的疼痛！

（三十八歲・女性）

「我現在罹患膠原病、謝革蘭症候群、甲狀腺機能減退症（橋本病）、關節風濕、低鉀血症等，十二年來利用化學藥品治療疾病，但是只能緩和疼痛，慢慢地變得無法站立。我才三十八歲，對於自己的將來感到十分的不安。閱讀關於『發冷』的書籍以後，才知道溫熱身體的重要，並致力於溫熱身體。二個月以後，疼痛完全消失，真是感謝！如果能夠更早邂逅本書，那就更好了。」

這是看過拙著『為何去除「身體的發冷」就能夠治好疾病』的讀者寫來的謝函。

膠原病、謝革蘭症候群、橋本病等，都是難治疾病，造成患者十二年來的痛苦。但是，藉由攝取陽性食品、生薑湯、生薑濕布療法等溫熱身體，二個月後，疼痛即告消失。

對於健康而言，溫熱身體十分的重要。在這一篇簡短文章中，各位也可以瞭解到，「所有的疾病都是由於寒冷所造成的」。

《症例6》生薑濕布療法治癒氣喘發作

（四十歲，主婦）

前些日子，患者（小孩）的母親來電。

「參加高中同學會，敘舊中喝了三～四瓶啤酒。回家後倒頭就睡。到了凌晨一點左右，感覺呼吸困難並且咳嗽，叫救護車送醫急救。注射點滴後症狀緩和而直接住院。

第二天上午，醫生認為氣喘為中度以上，十分的嚴重，叮嚀我出院之後，要持續數個月服藥。同時，為了順利排痰，一定要多攝取水分……。三天以後我出院了。

後來每隔二週到醫院看一次門診，認真服藥，但是總覺得胸部附近發出氣喘聲，快步疾走時，覺得呼吸困難。昨天，出門回家後感冒了，氣喘再度發作……。」

患者斷斷續續地做了以上的描述。

「醫院的藥物無效，有沒有什麼好方法呢……」於是來電詢問。

我對她說明：「包括氣喘在內，過敏以漢方的觀點來看是一種水毒，亦即體內積存太多的水分，水分為了透過呼吸器官而排出體外，因此出現氣喘的現象。打噴嚏、流鼻水，是過敏性鼻炎的現象。出現在皮膚的濕疹和異位性皮膚炎也是一種排毒的現象。氣喘是因為發冷和攝取過多的水分所造成的。」並且指導患者在胸的前面與背面進行生薑濕布療法。

二個小時以後，患者以開朗的語氣來電說：

「實行生薑濕布療法以後，大量排尿，胸部變得輕爽，呼吸也恢復正常，停止發作。」

這個症例說明氣喘是發冷和水分過剩所引起的疾病，而生薑濕布療法對於氣喘能夠迅速奏效。

《症例7》早晚二次喝生薑湯改善異位性皮膚炎

（三十歲，女性）

患者住在鄉下，長年來罹患異位性皮膚炎，症狀如下：

最初全身發紅、搔癢，伴隨出現落屑的皮膚發炎症狀，情況嚴重。

異位性皮膚炎是因為發冷和水分過多所造成的。我建議患者要充分運動，溫熱身體，排除多餘的水分。食物方面，水分較多的可樂、果汁、咖啡、茶、生果菜，以及甜食等會使身體冷卻的食物，要減量攝取，最好攝取能夠溫熱身體的食物。

此外，給予能夠溫熱身體並具利尿作用的加入麻黃、附子、生薑、大棗、朮、石膏的漢方藥，二年後，症狀痊癒，肌膚變美。

但是，雙手（包括手指在內）發紅與發癢的症狀仍然非常的強烈，正是只差臨門一腳的狀況。

於是製作生薑湯，早晚將手指浸泡在四三℃的生薑湯中五分鐘。一次製作的生薑湯可以使用三天。最初，皮膚會出現刺痛感，但是三週內，雙手的肌膚變美了。

為了防止復發，現在每天進行一次這種療法。

利用生薑湯促進血液循環，溫熱雙手，就能夠治癒疾病。

此外，異位性皮膚炎會因葡萄球菌等而造成二次感染，出現膿，症狀惡化。然而，生薑成分的殺菌效果，也能夠使異位性皮膚炎得到改善。

第三章

速效——生薑療法①

必須要知道「吃、喝、濕布」的方法

生薑是很多料理的素材，像壽司所使用的紅薑、漬生薑等，或放在蘸汁中與醬油內增添香味……利用範圍極廣。

在料理中利用生薑，就能夠享受生薑「萬能藥」的恩惠。只要活用以下所敘述生薑的特別處方，就能夠期待生薑的速效性。

在為各位介紹的「生薑特別處方」當中，**生薑湯**、**梅醬粗茶**以及**生薑濕布療法**，是極具藥效的萬病妙藥，能發揮速效。

為了能夠實行這三個方法，廚房內必須要隨時備有這些素材。對於因為發冷而引起的各種疾病、症狀，能夠促進發汗、利尿作用。趕緊利用以下的方法，體會生薑超強保溫作用的威力吧！

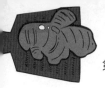

症狀與「生薑特別處方」

1. **感冒**……生薑湯／紫蘇葉生薑湯／陳皮生薑湯／蔥生薑湯／生薑茶／生薑紅糖茶／生薑酒／生薑清酒
2. **支氣管炎**……紫蘇葉生薑湯／陳皮生薑湯／烤生薑／生薑濕布
3. **喉嚨痛**……蓮藕生薑湯
4. **聲音嘶啞**……蓮藕生薑湯／生薑生汁
5. **食慾不振**……生薑湯／生薑醋蜂蜜飲料／梅醬粗茶
6. **腹痛**……生薑湯／梅醬粗茶／生薑紅糖茶／生薑濕布
7. **胃腸病**……生薑湯／生薑蜂蜜飲料／生薑酒／生薑紫蘇茶／生薑桔子皮茶／生薑清酒／梅醬粗茶／生薑濕布
8. **打嗝**……生薑生汁

9. 食物中毒……生薑生汁／梅醬粗茶
10. 肝病……棗茶／生薑濕布／胡蘿蔔、蘋果果汁
11. 手腳冰冷症……生薑湯／生薑酒／生薑浴／梅醬粗茶
12. 低血壓症……生薑清酒／梅醬粗茶
13. 失眠症……紫蘇葉加生薑湯／生薑薄片／生薑浴
14. 神經過敏……紫蘇葉加生薑湯
15. 疲勞……生薑醋蜂蜜飲料
16. 肩膀痠痛、偏頭痛……生薑醋蜂蜜飲料／生薑酒／生薑清酒
17. 肥胖……生薑茶
18. 疼痛……生薑濕布／蔥生薑濕布／馬鈴薯生薑濕布／辣椒生薑濕布／生薑浴／生薑生汁濕布
19. 膀胱炎、婦女病……生薑濕布／生薑浴／梅醬粗茶
20. 香港腳、異位性皮膚炎、凍傷……生薑湯足浴／生薑生汁

21. 禿頭……生薑生汁

1. 當成內服「藥」……的使用方法

(1) 生薑湯

【材料】

老薑＝十克。黑砂糖、李子乾、蜂蜜等……適量。

【作法】

①將約十克的生薑擦碎，放入濾茶器中。

②從上方澆淋開水，作成一杯茶。

③在②中加入蜂蜜、黑砂糖、李子乾等來飲用。

【用法】

加入少許葛粉時，更能夠提高保溫、發汗、健胃作用。一日飲用一～二次。

【效能】

感冒、手腳冰冷症、疼痛、食慾不振、胃腸病、腹痛。

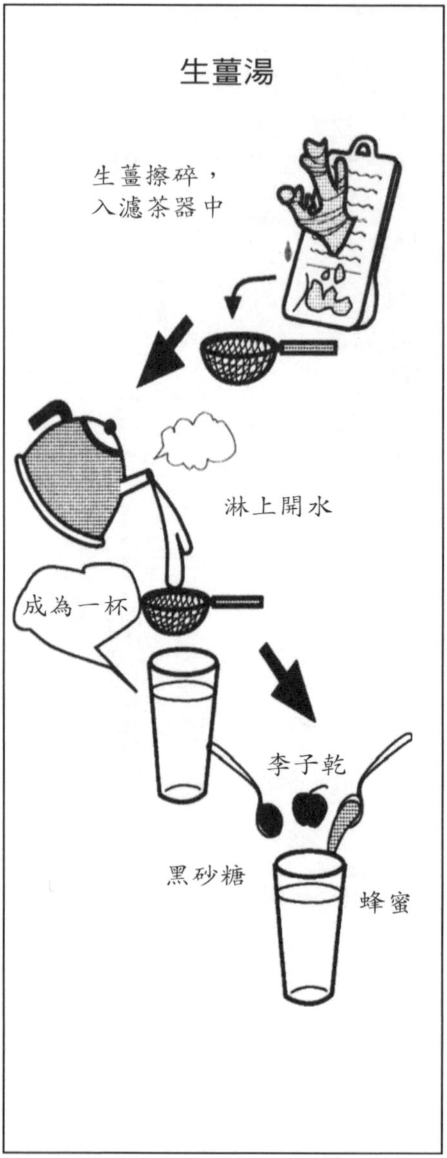

⑵ 紫蘇葉生薑湯

【材料】

老薑＝三克，紫蘇葉＝三克，黑砂糖＝十克。

【作法】

① 將老薑和紫蘇葉切碎，放入茶杯中，加入黑砂糖，倒入開水，趁熱飲用。

※一日飲用二～三次。

【效能】

感冒、支氣管炎。

⑶ 紫蘇葉加生薑湯

【材料】

紫蘇葉加生薑湯

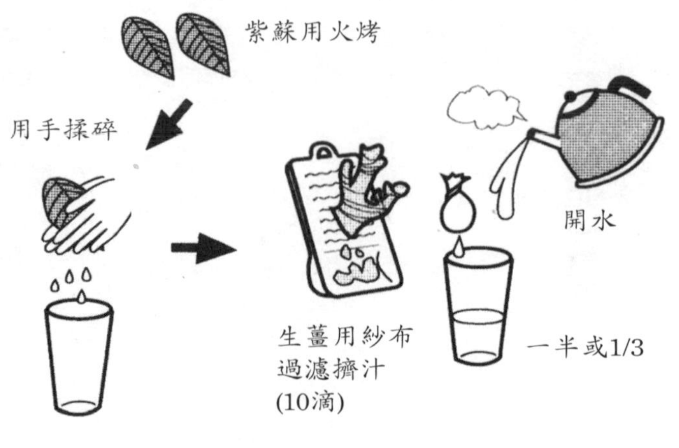

青紫蘇葉＝二片，生薑＝拇指般的大小。

【作法】

①青紫蘇葉用火烤（具有精油成分，增添香氣）。

②續烤到葉乾為止，用手揉碎，放入茶杯中。

③用擦板擦碎的生薑，以紗布包住擠汁，約十滴（五ｃｃ左右）的量，放入②的茶杯中。

④倒入開水（茶杯的一半或三分之一的量）。

＊一日飲用二～三次。

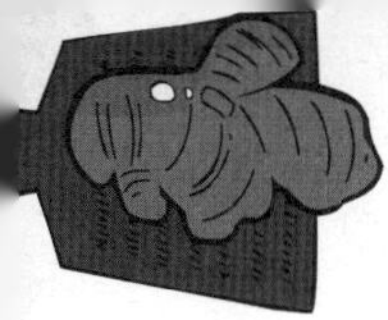

【效能】

失眠症、神經過敏。

(4) 陳皮生薑湯

【材料】

陳皮＝五克，老薑＝五克，黑砂糖＝適量。

＊陳皮：指橘子成熟的果實，其果皮曬乾製成之物。柑橘的果皮越老越舊（陳舊）越好，故有陳皮之名。

【作法】

陳皮與老薑剁碎，與黑砂糖放入一合水（約一八〇cc）中，煎煮到水分剩半量為止。

＊一日飲用二～三次。

【效能】

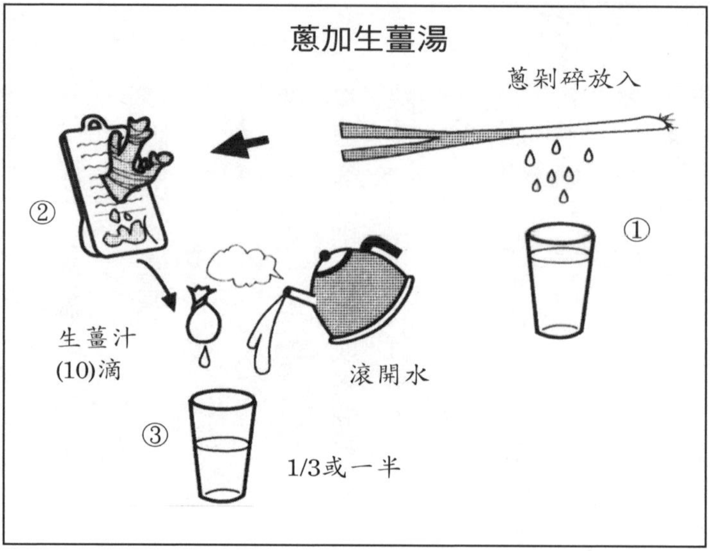

對於因感冒或支氣管炎所引起的劇咳有效。

⑸蔥生薑湯

【材料】

蔥＝約十克，生薑＝約十克。

【作法】

①將約十克的蔥剁碎，放入茶杯中。

②生薑用擦板擦碎，包入紗布，由紗布擠生薑汁十滴（五ｃｃ左右），加入①中。

③開水注入杯中三分之一到一

蓮藕加生薑湯

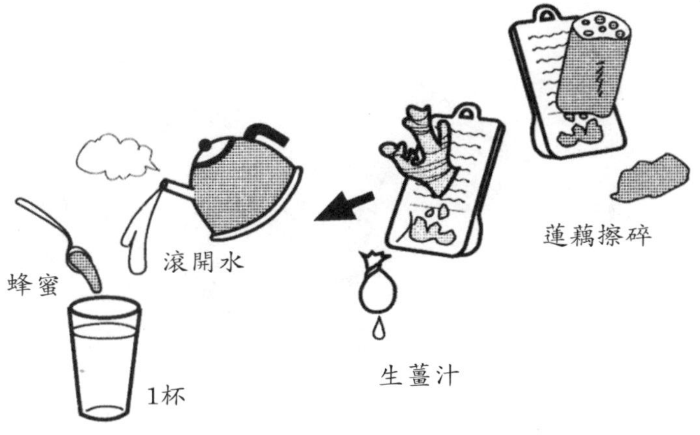

半的程度。

【效能】

手腳冰冷症的人或感冒（並沒有發燒，卻出現流鼻水、打噴嚏、發冷、倦怠、胃不適等的感冒症狀）。

⑥蓮藕加生薑湯

【材料】

蓮藕＝十克，生薑＝五克，蜂蜜＝適量。

【作法】

①蓮藕、生薑去皮，用擦板擦

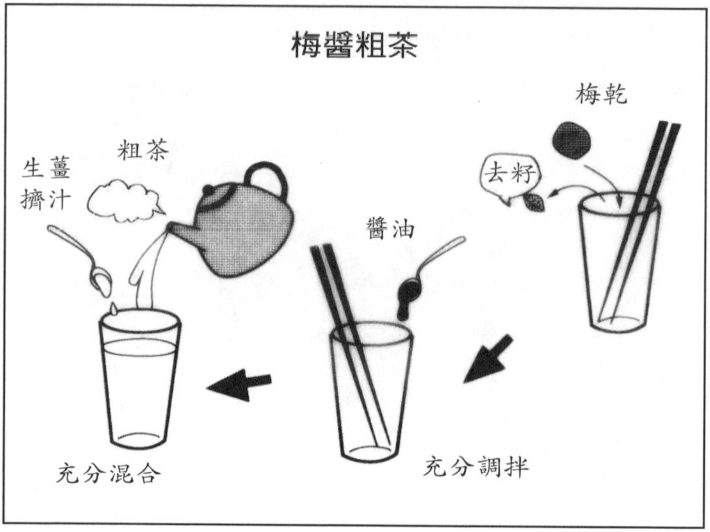

碎。

②在茶杯中放入擦碎的蓮藕和生薑擠汁。

③加入適量的蜂蜜，再倒入開水，加滿一杯。

＊一日飲用二～三次。

【效能】

喉嚨痛、聲音嘶啞、扁桃腺炎。

⑺梅醬粗茶

【材料及作法】

①將一粒梅乾放入茶杯中，用筷子攪碎，去籽，搗碎果肉。

②加入一大匙醬油，充分調拌。

③滴入二～三滴生薑擠汁，倒入熱騰騰的粗茶，充分攪拌後飲用。

＊一日飲用二～三次。

【效能】

對感冒、腹痛、食物中毒、消化不良、胃腸虛弱、手腳冰冷症、生理痛……等具有速效性。

與生薑湯並稱為生薑「內服」療法的雙壁。

⑧生薑生汁

【材料及作法】

依使用量的不同，將適量的生薑用擦板擦碎，再以紗布過濾作成生薑汁使用。

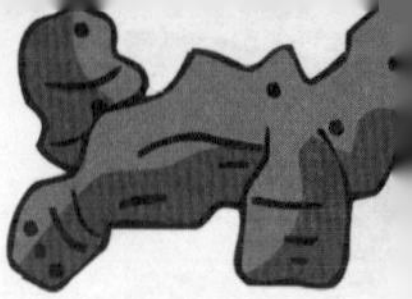

① 打嗝

生的生薑汁（一小酒杯＝約十ｃｃ）一飲而盡。
一次無效時，半小時以後再試一次。

② 魚或肉的食物中毒

飲用一～二小酒杯的生薑生汁。

③ 聲音嘶啞

生的生薑汁和蘿蔔生汁各半混合，作成二小酒杯（加入適量的蜂蜜或黑砂糖）來飲用。

＊早晚飲用共二次。

生薑醋蜂蜜飲料

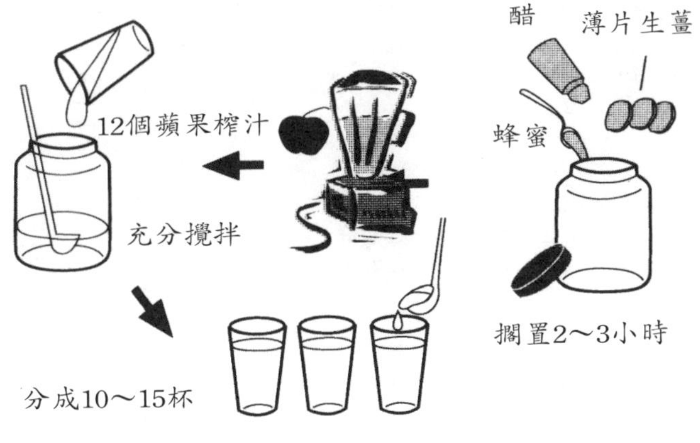

⑼生薑醋蜂蜜飲料

【材料】（十~十五人份）

醋＝一杯（約一五〇cc），生薑＝小一個（約十五克），蜂蜜＝二大匙，蘋果大一個（約三百克）用十二個。

【作法】

①將生薑切成薄片（生薑去皮）。

②在二個廣口瓶中各放入①與醋、蜂蜜，約擱置二~三小時。

③將十二個蘋果榨汁作成蘋果

汁。

④將②放人③中，充分攪拌之後，分成十～十五杯。

【效能】

消除疲勞、增進食慾、胃腸不適、肩膀痠痛。

⑽生薑茶

【材料】

紅茶，生薑＝半個，蜂蜜＝適量。

【作法】

在一杯熱紅茶當中，放入一～二小匙生薑擠汁及適量的蜂蜜。

＊一日二～三次，於飯前飲用。

【效能】

初期感冒（喉嚨痛／咳嗽）。消除及預防肥胖（使利尿作用與新陳代謝旺盛，因此能夠有效地減肥）。

(11) 生薑紅糖茶

【材料】生薑＝三十克，紅糖＝適量。

【作法】

①生薑切細，加紅糖，以熱開水沖泡，或煮一沸。

＊趁熱飲後蓋被臥床，出汗好癒（如加蔥白效果更好）。

【效能】

感冒、頭痛發熱，或淋雨，寒冷腹痛。

(12) 生薑紫蘇茶

【材料及作法】

生薑、紫蘇各三十克，水煎加紅糖適量。

＊一日二次分服。

【效能】

食物中毒、腹痛嘔吐、下痢。

(13) 生薑橘皮茶

【材料及作法】

生薑、橘子皮各十二克，用水煎。

＊一日二～三次分服。

【效能】

慢性胃炎、胃痛、嘔吐黏液或吐清水。

(14) 蘿蔔生薑湯

【材料及作法】

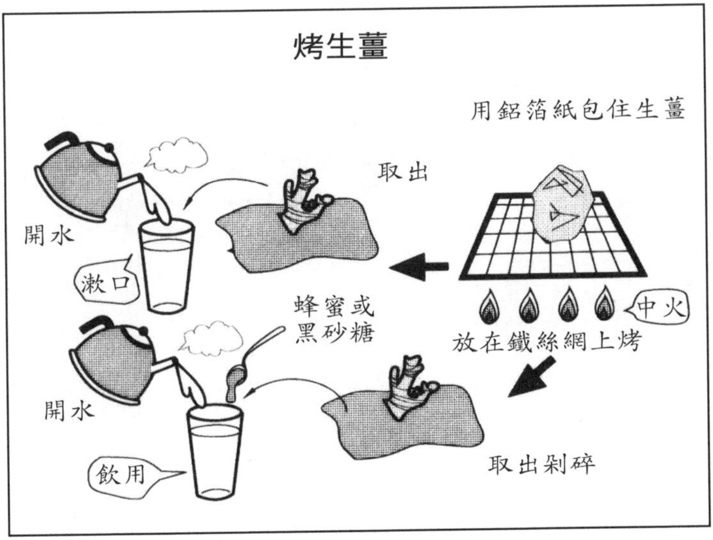

蘿蔔、生薑適量，煎湯，趁熱喝（可加黑糖）。

【效能】

傷風感冒初起。

⒂烤生薑

【材料】

老薑＝一個，鋁箔紙，蜂蜜。

【作法】

①將老薑用鋁箔紙包住，放在鐵絲網上，用火烤。

②火太大時，無法引出生薑的香氣，故要用中火烤。

③烤黑之後，從鋁箔紙中取出。

(i)倒入一茶杯的熱開水，用這個液體來漱口。

(ii)將烤黑的生薑剁碎，放入茶杯中，加入適量的蜂蜜或黑砂糖，倒入一杯熱開水，趁熱飲用。

【效能】

痰、咳嗽。

(16) 大棗茶

【材料】

乾燥棗（紅棗較佳）＝十個，生薑＝約十克，黑砂糖＝五大匙。

【作法】

①將乾燥的十個紅棗洗淨，擦乾水分，棗子的表裏劃數刀。

②生薑切成薄片。

③在放入一公升水的鍋中放入①與②。用火煮開之後，以小火煮半小時。

④放入五大匙黑砂糖，充分攪拌。

⑤撈出薑丟掉。

⑥在茶杯中倒入大棗茶和一個紅棗，邊吃紅棗邊喝茶。

＊早晚各飲用一次。

【效能】

預防肝病、滋養強壯。

⒄薑糖酒釀

【材料及作法】

生薑＝三片，黑糖＝三十克，酒釀＝半碗，水＝適量，共煎服。

【效能】

胃腹疼痛，婦女經痛。

⒅生薑酒

【材料】

老薑＝一百克，冰糖＝一五〇克，燒酒＝一・八公升。

【作法】

①將一百克的老薑用水洗淨，瀝乾水分之後剝皮，切成薄片。（如有水分殘留，則生薑藥效成分很難溶於酒中）。

②在果實酒用的容器中放人①與冰糖一五〇克，倒入白酒，密封，放在陰暗處保存三個月～半年。

③用紗布等物過濾，放在陰暗處保存。

＊一日一次，就寢前飲用二十～三十ｃｃ。

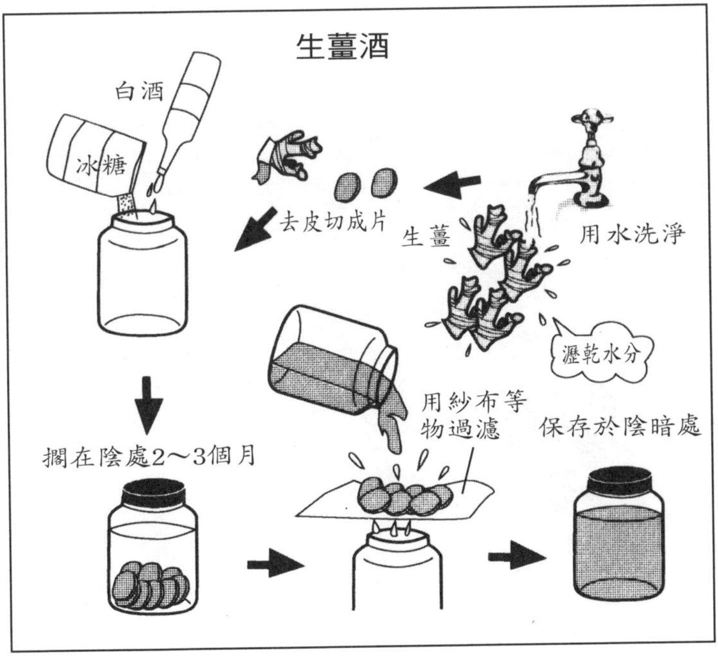

【用法】

通常是直接使用，但是也可以和其他的洋酒調在一起，作成雞尾酒。

【效能】

①使用於手腳冰冷症時，能夠發揮保溫與發汗作用。

②感冒初期用熱開水稀釋，於就寢前飲用。

③治療胃腸虛弱、胃下垂。

④對於肩膀痠痛、偏頭痛等發冷所造成的症狀有效。

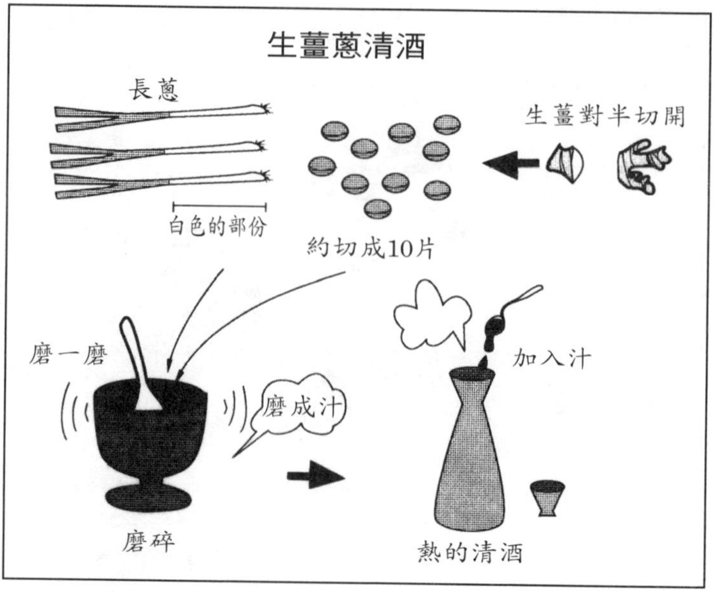

＊飲用過量時，可能會引起血壓上升或肝功能障礙，因此一日只能攝取三十ｃｃ以內。

⒆ 生薑蔥清酒

【材料】

生薑＝二分之一個，長蔥＝三根，清酒＝一壺。

【作法】

①半個生薑約切成十片，長蔥白的部分（三根分）放入研缽中研碎作成汁。

②將汁放入加熱的一壺清酒

中飲用。

【效能】

手腳冰冷症、初期感冒、胃腸虛弱。

＊不會喝酒或不喜歡喝酒的人勿嘗試。

(20) 生薑加清酒

【材料】

清酒＝一・八公升，生薑＝一百克。

【作法】

①切碎的生薑放入一・八公升的清酒中。

②配合個人的喜好，將適量的冰糖或蜂蜜加入①中。

③每天適量飲用（微醺的程度）。

【效能】

低血壓症、手腳冰冷症。

(21) 清酒加生薑湯

【材料】

清酒＝二十ｃｃ，生薑＝約十克。

【作法】

①在茶杯中放入二十ｃｃ的清酒。

②生薑擦碎，用紗布過濾，約十滴（五ｃｃ）放入①中。

③加入三十ｃｃ的熱開水即可。

＊飲用後立刻躺下來休息。

【效能】

有體力者可以用來治療感冒（發高燒、扁桃腺或關節疼痛以及強烈咳嗽的感冒）。

＊不會喝酒的人勿嘗試。

(22) 薑蔥粥

【材料】

生薑＝五克，蔥白＝十五克，米＝一百克，食醋＝三十毫升。

【作法】

①米洗淨，加水煮成粥。

②加入生薑、蔥白煮五分鐘，再加食醋即成。

＊趁熱服用。

【效能】

傷風感冒。

生薑小知識

原本生薑是熱帶產物，有些地方，如果不進行溫室栽培，就不會開花，也不會結果，也無法形成種子。因此，必須採用「根莖分株法」來進行栽培。

在四月時植入根莖，九月時就可以採收到嫩薑。

根據經驗，發現帶葉的嫩薑沾梅醋或味噌來吃，口中會產生一種甘甜味。

剛挖出的嫩薑保存不久就會形成老薑，亦即在蔬果店販賣的老薑。當然，這個老薑可當成種用根莖植物，於翌年栽培時加以使用。

此外，烤魚時搭配的嫩薑，可以說是把老薑當成種子，經過人工加速栽培法而成形的量。

鮮生薑以塊大、豐滿、質嫩為佳。不可放在冰箱內。保存時應注意防凍、防脫水、防腐爛，最好密封後置於室內避光、通風處。

購買老薑時的秘訣

莖塊粗大、具有張力、無傷痕或皺紋，表皮新鮮光潔是新鮮上等的薑。

相反的，軟而無力者為過於老舊的薑。

老薑的長期保存

用保鮮膜包住，保存於冰箱內。

擦碎老薑時的秘訣

擦板擺在鋁箔碗中，擦碎生薑。可以直接使用。

▼萬病的妙藥─胡蘿蔔、蘋果汁與生薑

我在二十年前，前往瑞士蘇黎世實施將近一百年「自然療法」中心，解救全世界疑難雜症患者的比爾夏班納醫院進行研修。接受當時的院長單希提布拉休伯爵的指導，認知很多常識，印象頗深的療法，則是利用胡蘿蔔（紅蘿蔔）、蘋果所作成的生汁療法。

幾乎所有的疾病，都利用胡蘿蔔、蘋果汁來治療，而且效果驚人。

回到日本後，我也不斷地推廣胡蘿蔔汁療法，同時在伊豆設立保養所，讓患者持續一～二週只飲用胡蘿蔔汁，結果患者都能夠得到健康。

不只是慢性病，很多疑難雜症的患者也都利用胡蘿蔔汁而治癒疾病。我很佩服胡蘿蔔汁療法的效果。但是飲用生汁時，偶爾會出現頭痛、噁心、肩膀痠痛、頭昏眼花、下痢……等症狀，有人反而覺得身體更差了。

手腳冰冷症的女性容易引起這些症狀，無法接受胡蘿蔔汁的恩惠。

當我覺得無計可施時，發現加入生薑汁，就能夠處理在手腳冰冷症的女性身上所產生水分的「副作用」。

為了維持健康，每天要飲用如下的汁。

＊胡蘿蔔……二根（約四〇〇克）→二四〇ｃｃ
＊蘋果……一個（約三〇〇克）→二四〇ｃｃ
總計四八〇ｃｃ（二・五杯）

（以上是一日量的標準，可以一次或分數次飲用。）

對於各種慢性病的治療有所幫助。

為什麼胡蘿蔔、蘋果汁能夠增進健康呢？在《現在「胡蘿蔔汁」絕對有效》一書中詳細的說明，請各位閱讀。

在此，簡述如下。

(1) 胡蘿蔔中充分含有防癌王牌β──胡蘿蔔素、維他命A、C、E等

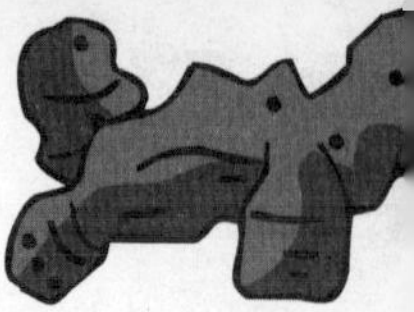

具有抗氧化作用的維他命類。

萬病的原兇是「活性氧」，而且β—胡蘿蔔素、維他命A、C、E等能夠去除活性氧。

(2)此外，胡蘿蔔中幾乎含有人類所需要的維他命與礦物質。

(3)「胡蘿蔔」具有「溫熱身體」的作用，能夠改善因為發冷而產生的各種疾病。

(4)俗言「一日一個蘋果醫生要關門」，亦即蘋果是藥效極佳的水果，和胡蘿蔔一起作成胡蘿蔔蘋果汁，味道極佳，效果加倍。

胡蘿蔔具有以上的優點。

而以下這道果菜汁，可用來治療因為「發冷」和「水」而產生症狀的人。

*胡蘿蔔……二根（約四〇〇克）→二四〇cc
*蘋果……半個（約一五〇克）→二〇cc
*生薑……（約十五克）→十cc
總計三七〇cc

「手腳冰冷症」的人可以增加生薑的用量。

2. 當成外用「藥」……的使用方法

《本草綱目》李時珍讚頌生薑的作用：「薑辛而不葷，去邪辟惡，生啖熟食，醋、醬、料、鹽，蜜煎調和，無不宜之。可蔬可和，可果可藥，其利博矣。凡早行山，宜含一塊，不犯霧露清濕之氣及山嵐不正之氣。」

「生薑」不僅可以「內服」，同時也可以當成「外用」「藥」來使用，具有強力的作用。

癌症末期的患者，利用「生薑濕布」就能去除連嗎啡也無法奏效的疼痛。學習下述的一或二項生薑「外用療法」，就可以隨時加以利用應付緊急狀況。

首先要介紹的「生薑濕布」，是很獨特的方法。光靠這個方法，就能夠治癒許多的疾病或減輕症狀。

⑴生薑濕布

【材料】

老薑＝一五〇克，水＝二公升，棉布袋，厚毛巾＝二條。

【作法】

①將生薑約一五〇克用擦板擦碎，以老薑取代嫩薑。

②擦碎的生薑放入棉布袋中，上方用繩子綁住，或用棉手帕包住，以橡皮筋紮起來。

③在放入二公升水的鍋中放入②，用火加熱，煮沸之前熄火。

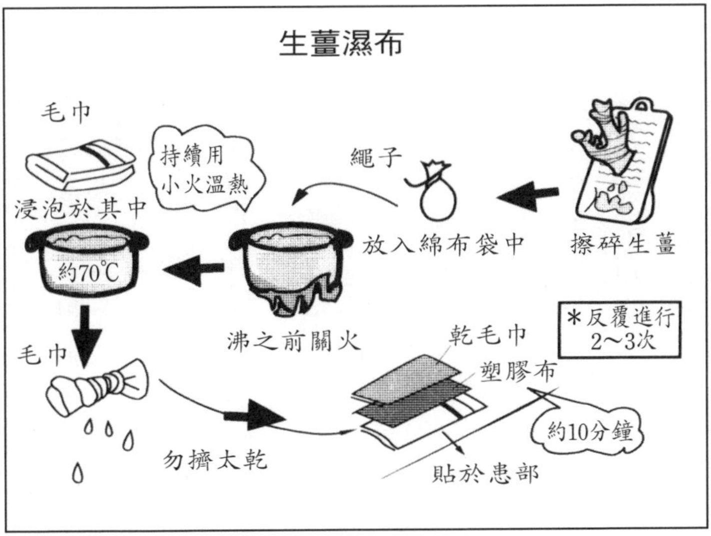

④為避免鍋中的生薑湯冷卻，要用小火持續溫熱。

⑤將毛巾浸泡在七十℃左右的生薑湯中，不需要擰太乾，用此毛巾貼於患部。

⑥為預防冷卻，毛巾上要蓋塑膠布，再鋪上乾毛巾。

⑦十分鐘以後，毛巾再浸泡在生薑湯中，略微擰乾之後，再貼於患部。

⑧反覆進行二～三次。

⑨疼痛或症狀嚴重時，一日進行二～三次。輕微時一次即可。

⑩重新用火溫熱生薑湯，可以使用二～三天。

＊為了避免引起刺痛感，實行生薑濕布的前後一小時內不要泡澡。

【效能】

①腹痛、關節或肌內疼痛時貼於患部。

②如果是肝臟病或腎臟病，可在右季肋部或背部的腎臟位置實行濕布療法。

③支氣管炎或氣喘時，胸部使用濕布療法，實有卓效。

④對付腹水時，每天在腹部進行濕布療法，能使排尿順暢，減少腹水的積存。

⑤對於下肢的浮腫也有效。

⑥治療異位性皮膚炎時，最初會產生刺痛感，但是，能夠迅速治癒（皮膚較容易引起刺激性的人，可先將生薑汁稀釋，慎重其事。尤其在顏面施行時，要先在四肢皮膚等處進行測試，確認效果後再施行）。

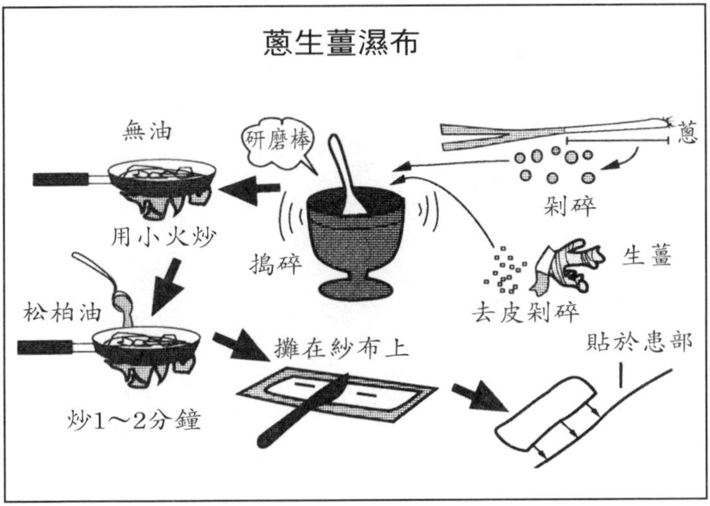

【注意事項】

有的人因為生薑的刺激強烈，皮膚發紅或出現斑疹。

這時要加以稀釋，直到不會出現斑疹的程度為止。

⑵蔥生薑濕布

【材料】（一～二次份）

老薑＝二～三個，根深蔥＝一～二根。松柏油……蒸餾松脂作成的揮發油，可在藥局買到。

【作法】

①蔥白（蔥的白色部分），切碎。

②老薑去皮，同樣也切碎。
③將①與②放入研缽中研碎。
④將③放入煎鍋中，用火乾炒，勿炒焦。
⑤在④中加入松柏油，再炒一～二分鐘，立刻攤在紗布上，稍微冷卻後，貼在疼痛的患部。
＊一日更換二次。

【效能】
慢性關節痛、肌肉痛、痠痛、風濕。

⑶馬鈴薯生薑濕布

【材料】
馬鈴薯＝一個，生薑＝二個，麵粉＝適量。

【作法】

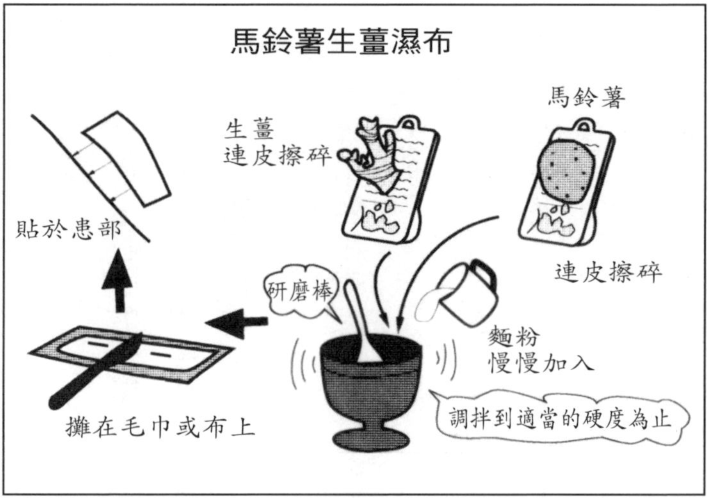

①馬鈴薯連皮一起擦碎。

②生薑連皮一起擦碎。

③將①與②放入研缽中，慢慢地加入麵粉，調成適當的硬度。

④將③攤在毛巾或布上。

⑤在患部進行濕布療法（脖子的部分可以裹住毛巾）。

【效能】

關節痛、神經痛、喉嚨痛。

⑷ 辣椒生薑濕布

【材料】

老薑＝三個，辣椒＝六個，麵粉

＝適量。

【作法】

①老薑三個用擦板擦碎。

②辣椒六個，用半杯（約九十ｃｃ）的水煎煮。

③①與②混合。

④在③中加入適量的麵粉，調成適當的硬度。

⑤將④攤在布上貼於患部。

【效能】

關節痛、神經痛、肌肉痛。

⑸生薑浴

【作法】

生薑一塊，用擦板擦碎放入布袋中，置於浴缸內。

【效能】
手腳冰冷症、關節或肌肉的痠痛及疼痛、風濕、腰痛、失眠症、膀胱炎、腎盂炎、婦女病。

⑹ 用生薑湯進行足浴

【材料】
生薑＝約一五〇克，水＝二公升。

【作法】
① 生薑約一五〇克，用擦板擦碎，放入中型鍋中，加入二公升的水。
② 將①用火溫熱，煮沸之前改用中火煮二十～三十分鐘。
③ 待②冷卻之後，放入洗臉盆中，將香港腳或手放入水中，約浸泡十、五分鐘。

④早晚各進行一次，持續一個月以上。

⑤相同的生薑湯可以溫熱，持續使用三天。

【效能】

香港腳、異位性皮膚炎、凍傷。

＊最初覺得刺痛，表示滲入藥效成分。如果未出現其他的症狀，則可以持續使用。

⑺生薑生汁濕布

配合用量將適量的生薑用擦板擦碎，以紗布過濾，作成生薑汁。

①禿頭（脫毛）

一日一～二次將生薑汁擦在禿頭處進行按摩。

②香港腳、頑癬、狐臭

將生薑汁塗抹於患部、頻擦腋下。

③撞　傷

用酒將生薑汁稀釋為二倍，將毛巾或紗布浸泡於其中，再對患部進行濕布療法。

④關節疼痛（痛風或風濕）或肌肉痛

將生薑汁擦於患部或進行濕布療法（如果因刺激強而出現斑疹，可用略溫的水適當地稀釋）。

⑤口　瘡

用生薑汁頻頻漱口吐出，或研末塗擦瘡瘍。

⑻生薑薄片安眠法

將一～二塊生薑切成薄片，擺在盤中，放在枕邊睡覺。

生薑的精油成分、芳香成分（麝子油醇、桉油醇）、辣味成分（薑烯酚）能夠刺激嗅覺，鎮靜腦神經，促進安眠。

除了上述的濕布療法以外，以前被視為癌症自然療法之一的「枇杷葉溫灸」，在最後將為各位介紹。

根據後述〈病例10〉的卵巢囊腫、子宮肌瘤患者的體驗，發現枇杷葉溫灸與生薑濕布都具有很好的效果。

此外，既然對癌症具有療效，應該對於疼痛、痠痛、胃腸病、手腳冰冷症……等所有因為「發冷」而導致的身體失調現象都能夠奏效。隔一天或早晚和生薑濕布交替使用，效果更佳。

⑼ 枇杷葉溫灸

【材料】

枇杷葉＝數片，艾草棒＝五根。

【作法】

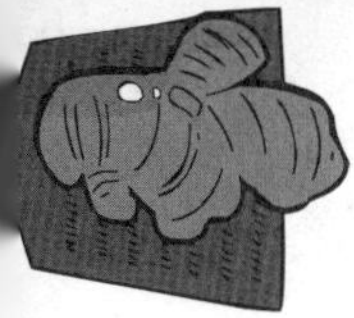

①將數片枇杷葉浸泡在水中二十分鐘。

②用布或衛生紙擦乾枇杷葉上的水分。

③艾草棒（市售）五根用火柴或蠟燭點燃。

＊持續使用一根時會熄火，故要準備四～五根。

④將點火的艾草棒放在枕邊，確認是否充分燃燒而未熄滅。

⑤葉的表面（顏色較深的一面）貼於患部的皮膚，在其上方鋪上布與紙（使用普通的紙）。從上方用艾草棒壓，因為墊有枇杷葉、布和紙，所以皮膚不會殘留疤痕，也不會發覺。

⑥用艾草棒壓，發燙時患者會出聲，這時要趕緊移開。以同樣的方式進行下一個壓痛點。

＊以壓痛點（按壓時會覺得疼痛處）為主來進行，較能見效。

⑽ 白芥子生薑濕布

【材料】

生薑＝三十克，白芥子＝九克，燒酒＝適量。

【作法】

①生薑切細，搗爛、絞汁，同白芥子，加燒酒研和如糊。

②以紗布包裹棉球蘸藥糊，擦拭肺俞、大椎、膻中三個穴位，每穴擦拭十分鐘，以局部有灼熱感為度。

③或以紗布二層，剪似棋子大小，沾藥液貼於三穴位一小時左右取去，以不起泡為度。

【效能】

支氣管氣喘。

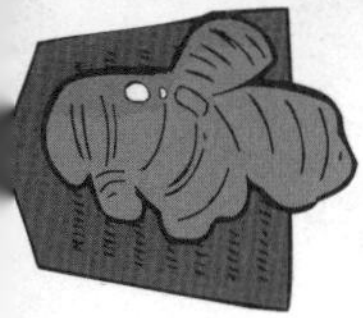

⑾ 薑芋糊濕布

【材料】

生薑、芋頭＝等量，麵粉＝適量。

【作法】

①芋頭削皮切碎，搗爛如泥。

②生薑搗爛，絞汁，同①攪拌。

③再加入麵粉，攪拌成糊狀。

＊依患部大小攤於布上貼患部，一日更換二次。此藥須臨時配，當天使用。

【效能】

跌打傷、扭傷、腰痛、腰肌勞損、關節痛、肋間神經痛、腹痛、局部性腹膜炎。

《症例8》因為手腳冰冷症夜晚無法成眠

（六十歲・女性）

身高一五五公分，體重六十公斤，矮胖型，外觀上看起來很有元氣。從停經期的五十歲開始發冷，最近，動不動就感冒。夏天要穿二雙襪子，不能夠吹冷氣，只能喝熱茶。

每晚十點就寢，但是到了凌晨一點，上半身盜汗發冷，造成失眠。早上起床時，手腳冰冷、僵硬，而且腰痛，無法輕鬆地起身。

腹脹，出現不快的疼痛。

患者前來本院時，情緒低落。嘗試各種漢方藥都無效。

按理而言，含生薑成分的大建中湯、苓薑朮甘湯、真武湯……等都具有暖身效果，但對她而言都無效。

漢方藥是含有較多成分的藥，副作用少，但是效果不會立刻出現……。於是，建議她每天早晚各服用一次只有生薑的生薑湯。

一週後，腹部發脹，但是疼痛感減輕。第二週以後，不再盜汗，能夠熟睡，早上也能夠順利地起身。

逐漸治癒各種症狀，最近總是展露笑容地看門診。

《症例9》生薑濕布對於腹水、全身的浮腫有效

（八十歲・女性）

高齡時罹患末期癌症，無法進行化學療法或放射線療法，只能夠在住宅中療養。

為了補充體力，而給予補中益氣湯等漢方，觀察經過。不見食慾，體重日益下降。於是只好請附近的醫生往診，每天注射營養劑。

一週以後，腹水積存，手腳浮腫，出現呼吸困難與心悸。

為癌症末期患者注射過量的點滴，結果體內水分積存，因為心不全和肺水腫而導致呼吸困難、心悸、咳嗽與痰而備嘗艱辛。

患者因為胃癌的腹膜轉移而造成癌性的腹膜炎，再加上腹水，造成全身浮腫。

家人向醫生諮詢，指示對方每隔一天進行點滴注射。此外，腹部和腰的腎臟部分，早晚各施行二～三次的生薑濕布療法。

三天後，大量排尿，四肢的浮腫及腹水消除。呼吸困難、心悸、咳嗽與痰的症狀都逐一地消失了。

二個月以後，毫無痛苦地離開人世。

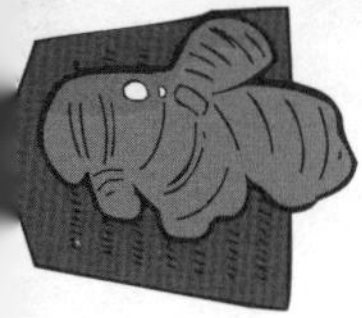

第四章

速效！生薑療法②

任何人都能夠輕易地製作「生薑健康料理」

(1) 櫻花露生薑

【材料】

鹽漬小櫻花＝八朵，老薑＝一塊，昆布高湯＝三ｃｃ，鹽＝少許。

【作法】

①沖洗掉櫻花上的鹽，在水中浸泡十分鐘，切除花莖。

②昆布（海帶）放入水中，用火煮沸之後，撈出昆布，加入少許鹽調成湯味。

③生薑洗淨，連皮擦碎，作成生薑汁。

④碗中放入櫻花，倒入昆布高湯，加一～二滴生薑汁即可。

⑵鰐梨沙拉生薑飲料

【材料】

鰐梨＝二個，檸檬汁＝一小匙，萵苣＝三分之一個，番茄＝二個，調味醬(A)（沙拉油＝一百cc、醋三大匙、生薑汁＝二小匙、砂糖＝一小匙、鹽＝一小匙、低鈉醬油＝二小匙、洋蔥碎屑＝二大匙、西洋芹碎屑＝一大匙）。

【作法】

①鰐梨對半縱剖為二，去籽和皮，切成五公釐的梳形，淋上檸檬汁。
②洗淨萵苣，撕開。
③用沸水燙番茄，剝皮，切成一口的大小。
④在細口瓶中放入(A)，充分搖動，擱置半小時入味。
⑤平盤中鋪上生菜，鰐梨呈放射狀排列，中心堆起番茄淋上④即可。

⑶梭魚香菇拌生薑醋

【材料】

梭魚＝二塊，香菇＝四朵，小黃瓜＝一根，生薑醋(A)（醋三大匙、米酒＝一大匙、低鈉醬油＝三分之二小匙、生薑汁＝二分之一小匙），薑絲＝一小塊。

【作法】

①梭魚烤過，用指尖撕開。

②用刷子將醬油塗抹在香菇上，直接烤，再切絲。

③小黃瓜對半縱剖為二，斜切成薄片，用鹽醃漬。

④將(A)混合作成生薑醋，涼拌梭魚、香菇與小黃瓜。

⑤另一個生薑剝皮，切成薑絲，泡水之後撈出作為薑絲。

⑥盤中放入④，加上薑絲即可。

⑷嫩薑漬梅醋

【材料】

嫩薑、白梅醋。

【作法】

①用刷子刷洗嫩薑，莖留下一～二公分，切成約一公釐厚度的薄片。

②準備好不含有紅味噌的梅醋。

③瓶中放入嫩薑，倒入白梅醋，浸泡保存。

經過一天以後，生薑變成美麗的粉紅色，切細放入握壽司，或切絲加在壽司、涼拌菜、魚料理的旁邊，能夠簡便地利用。

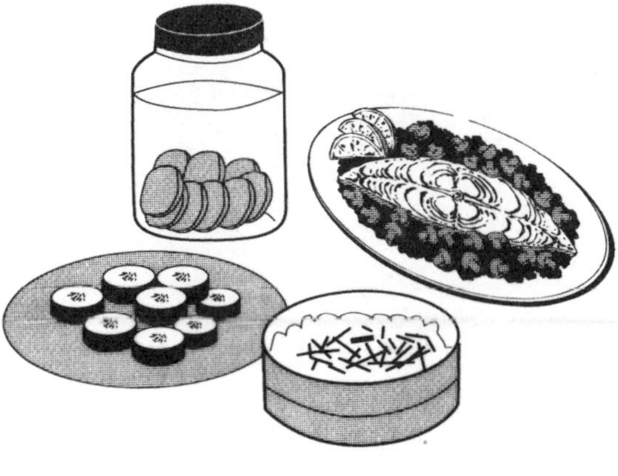

⑸花枝拌生薑醬油

【材料】

花枝＝一塊，(A)（老薑＝二十克、醬油＝三十ｃｃ、酒＝一大匙），菠菜軸＝二十克。

【作法】

①剖開花枝，去除內臟，縱切為三公分寬，再橫切為絲。

②生薑去皮，用擦板擦碎，加入醬油調拌。

③將菠菜軸放入，加入鹽的沸水中，略燙後撈起，浸泡於冷水中。冷卻後撈出，切成三公分長。

④用②拌①與③，盛盤。

＊註：花枝要選擇生魚片用的新鮮材料。

⑹深川飯

【材料】

米＝三杯，蛤仔肉＝二百克，老薑＝四十克，(A)（酒＝一大匙、醬油五十cc、米酒＝二小匙），細香蔥＝三根。

【作法】

①蛤仔肉放簍子內，用鹽水洗淨，再用普通的水清洗，瀝乾水分。

②薑去皮，切絲，泡水。

③鍋中放入蛤仔肉，用酒乾炒，加入生薑、醬油、米酒調味炒煮。

④將半小時前洗淨的米酒加入一・五成的水煮，煮沸之後加入③再煮。

⑤飯熟之後加入細香蔥，略微調拌後即可食用。

⑺ 昆布沙拉

【材料】

海帶絲＝三十克，鹽＝二分之一小匙，水＝三杯，(A)（生薑切成二公分＝二大匙、蔥切成五公分長絲＝三根分、切絲的紅椒或紅辣椒＝一個分、鹽＝二分之一小匙、麻油＝一大匙、醋＝一小匙、醬油＝一大匙、蒜屑＝一大匙），炒過的白芝麻＝一大匙。

【作法】

①昆布放入鹽水中，煮沸之後，瀝乾水分。

②蒜屑浸泡在水中。

③將(A)放入大碗中調拌，待①涼了之後，放入一起調拌。最後撒上白芝麻。

＊擱置一天入味之後吃起來更爽口。

⑻ 生薑羊肉湯

【材料】

羊肉＝一五〇克，生薑＝十五克，當歸＝十五克，水＝適量。

【作法】

①當歸、生薑洗淨後，順切成大塊。

②羊肉洗淨後入沸水燙一下除去腥味，撈出晾涼，切成條狀備用。

③將羊肉放入沙鍋內，同時加入生薑、當歸，加水用武火煮沸，去掉浮沫，改用文火燉約二小時，至肉酥爛即可食用。

⑼ 糖醋黃瓜圈

【材料】

黃瓜＝五百克，白糖、白醋各三十克，麻油＝五克，生薑＝一塊，開水＝約二十克。

【作法】

①取碗一個，放入白糖、醋，倒入開水，使糖溶化。

②生薑洗淨，去皮切成細絲，放入糖醋汁中。

③黃瓜洗刷乾淨，切去兩端蒂子，再切成一公分厚的黃瓜圈，刮去瓤，洗淨，瀝水。

④將黃瓜圈放入事先調好的糖醋汁中浸泡半小時後，取出裝盤，倒上糖醋汁，淋上麻油即可食用。

⑽麥門冬粥

【材料】

米＝二百克，薏苡仁＝一百克，麥門冬、生地黃各適量，生薑汁＝五～十cc。

【作法】

①將麥門冬、生地黃分別洗淨，煎煮三十分鐘，過濾。

②取濾液，將米、薏苡仁加水煮熟後，再加上薑汁，煮成稀粥。

＊當飯食用，可治胃癌嘔逆。

⑾薏米鴨肉

【材料】

薏米＝四十克，鴨肉、冬瓜各八百克，豬瘦肉＝一百克，生薑＝十五克，蔥＝十克，料酒＝三十克，精鹽＝三克，胡椒粉＝一克，豬油＝五十克，肉湯＝一五〇〇cc。

【作法】

①將鴨肉洗淨放入沸水中汆去血水，切長方塊形。

②豬肉洗淨，切成長方塊形。

六成熟。

③冬瓜去皮洗淨，切長方塊形。

④薑洗淨，拍破，蔥洗淨切長段，薏米洗淨，鍋置火上加豬油燒至六成熟。

⑤下薑、蔥煸出香味，注入肉湯、料酒，下薏米、鴨肉、豬肉、鹽、胡椒粉，煮至七成熟時，下冬瓜至熟。

⑿煮辣沙丁魚

【材料】

沙丁魚＝六尾，老薑＝三十克，醋，(A)（醬油＝四十ｃｃ、米酒＝三大匙、糖＝三大匙、酒＝一杯），梅乾＝五個，芥子＝二分之一小匙。

【作法】

①沙丁魚去頭及內臟，擱置在鹽水中十分鐘，較大者切成二～三公分的圓形。

②老薑切絲。

③鍋中放入二、三根竹皮，也可以鋪上竹葉，再撒上切絲的生薑，撒上沙丁魚。

④撒好之後，倒入醋，蓋滿魚，加蓋用火煮（最初用大火，煮沸之後改用中火煮十五～二十分鐘）。

⑤打開蓋子，倒掉醋。

⑥將(A)倒入鍋中，撒上梅乾，用中火煮到汁收乾為止。

⑦煮沸後，將炒過的芥子撒上，即可食用。

⒀薑蔥鯉魚

【材料】

鯉魚＝一條，薑粒＝七十五克，蔥段＝七十五克，蒜米＝一克，清湯＝五百克，胡椒粉＝○・五克，香油＝五克，濕陳皮＝一片，料酒＝十克，濕澱粉＝十克，鹽、花生油＝適量。

【作法】

①鯉魚清洗乾淨，陳皮切成米粒大小。

②鍋置火上倒少許花生油，燒至六成熟時下鯉魚，將魚身略煎一下。

③鍋中留底油燒熱，放入薑、蔥爆香，隨即放清湯、蒜米、胡椒粉、陳皮、鹽和鯉魚一起下鍋燉熟後盛魚入盤，加入濕澱粉勾芡，香油淋在魚上即成。

⒁ 陳皮鯽魚

【材料】

生薑＝二十克，鮮鯽魚一尾＝二五〇克，陳皮＝十克，胡椒＝三克，精鹽＝適量。

【作法】

①將鮮鯽魚去鱗、鰓，剖腹去內臟，洗淨。

②生薑洗淨切片，與陳皮、胡椒共裝入布袋內，紮緊後，填入魚腹中。

③鍋中加水適量，用文火煨熟，除去魚腹中的藥袋，加精鹽即可食用。

＊對胃寒痛、虛弱無力、食慾不振、消化不良的人有效。

⒂鯵魚醬

【材料】

正鯵（一百克左右）＝四尾，老薑＝三十克，長蔥＝十公分，青椒＝一個，大葉＝四片，花穗＝四朵，二杯醋（醋＝一大匙、醬油＝一大匙、高湯＝二分之一小匙）。

【作法】

①洗淨的鰺魚去除頭與內臟，再洗。切成三塊，去除中骨，剝皮，切成五公釐左右的小口，再剁碎。

②薑去皮切碎。蔥切碎。青椒對半縱剖為二，去籽，切碎。

③將①與②放在砧板上，剁碎。

④盤中鋪上大葉，盛上③，用花穗裝飾。

⑤調拌一杯醋的調味料，放在另一個盤中，配上③即可食用。

＊註：(1)選擇新鮮的鰺魚。

(2)鰺魚易附著嗜鹽菌的腸炎弧菌，要先用水洗淨再處理。

(16) 山藥腐竹雞片

【材料】

雞肉＝二五〇克，鮮山藥＝一百克，腐竹＝二～三條，生薑數片，蔥

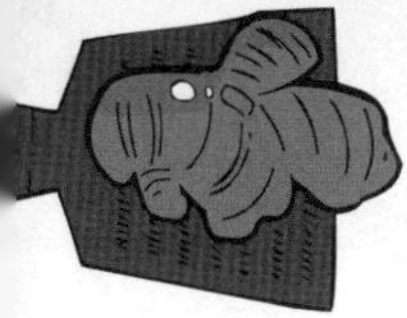

＝十棵。

【作法】

①雞肉切成片，加調味料醃十分鐘。

②腐竹撕成小塊，用滾油炸脆，撈起上碟。

③下油爆香薑、蔥，再下雞肉炒勻，放入山藥片略加翻動，入調味料，勾芡後趁熱放在腐竹上即可食用。

⒄參耆母雞湯

【材料】

母雞＝一隻，黨參＝三十克，黃耆＝三克，蔥＝二十克，薑＝十五克，料酒適量。

【作法】

①母雞宰殺，去毛及肉臟，用熱水燙一下。

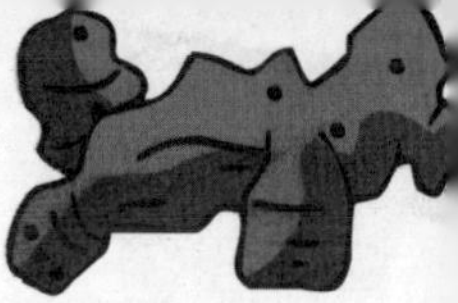

②黨參、黃芪切片；蔥切段、薑切片。

③將母雞及藥物、薑、蔥放入燉鍋內，加水適量，置武火燒沸後，再用文火燉至母雞熟爛即可食用。

⒅魚腥草萵筍海蜇

【材料】

魚腥草＝一百克，萵筍＝三百克，海蜇＝一百克，大蒜＝十克，薑＝五克，蔥＝五克，醬油＝十克，醋＝五克，香油＝五克，鹽＝五克。

【作法】

①魚腥草洗淨，放入沙鍋中，煎煮十分鐘，過濾，濾液濃縮備用。

②海蜇洗淨，切絲，薑切絲，蔥切段。

③萵筍去黃葉，剝去皮，洗淨，切細絲，加入鹽，醃漬二十分鐘，擠乾水分，待用。

④海蜇絲、萵筍絲、薑、蔥、鹽、醬油、醋、香油放入盆中，加入魚腥草汁，拌勻即可食用。

⒆烤茄子

【材料】

茄子＝八個，(A)（老薑＝二十克、醬油＝四十cc、高湯＝二小匙），柴魚片＝四分之一杯。

【作法】

①茄子去蒂，用菜刀劃數刀。

②茄子放在鐵絲網上，一邊滾動，一邊直接烤，用手指按壓，烤到柔軟為止，趁熱用竹籤穿起。去皮。

③再切成四半。

④將老薑去皮，擦碎，放入醬油與高湯調拌的調味料中作成生薑醬

油。

⑤③盛盤，加上柴魚片，淋上④即可食用。

(20) 黃精蒸豬肘

【材料】

黃精＝二十克，豬肘＝五百克，蔥＝二十克，薑＝十五克。

【作法】

①豬肘洗淨，去毛；黃精洗淨，切片；蔥切段，薑切片。

②將豬肘放入蒸盆內，放入蔥、薑和黃精，用武火上籠蒸二小時，即可食用。

(21) 燉豬腳

【材料】

生薑＝五十克，石菖蒲＝二十克，馬蘭＝五十克，豬前腳＝二隻，調味料＝適量。

【作法】

①將生薑切成小碎塊。

②豬腳用水煮至八分熟。

③將①及石菖蒲、馬蘭放入②，燉煮至綿爛，加入調味料，即可食用。

※可改善慢性胃炎。

(22)三杯雞

【材料】

雞肉＝五百克，甜米酒汁＝三十克，洋蔥頭＝二十克，豬油＝二十克，生薑＝十五克，醬油＝三十克，香油＝○・五克。

【作法】

①將蔥，薑洗淨，切成薄片備用。

②把宰殺處理完畢的雞切成方塊，雞頭、雞腳也剁成方塊，全部裝入沙鍋內。

③再將蔥、薑片、豬油、醬油、甜米酒一起放進沙鍋，用微火燉約三十分鐘，待雞汁漸乾時，加上香油即可食用。

(23) 蘿蔔餅

【材料】

白蘿蔔＝二五〇克，蔥白＝二十克，瘦豬肉＝一百克，麵粉＝二五〇克，生薑＝十五克，食鹽、植物油＝適量。

【作法】

①白蘿蔔洗淨，切成細絲，用植物油炒至五成熟時待用。

②豬肉、白蘿蔔絲、生薑剁碎，加入食鹽調成白蘿蔔餡。

③麵粉加適量水，揉成麵糰，軟硬程度與餃子皮軟硬度一樣，分成若干小團。

④將麵團搓成薄片，將白蘿蔔餡填入，製成夾心小餅，放入油鍋內，烙熱即可食用。

㉔味噌煮虱目魚

【材料】

虱目魚＝一尾，鹽，(A)（櫻味噌＝一百克、砂糖＝八十克、酒＝三分之一杯），老薑＝二塊，昆布高湯＝四分之三杯。

【作法】

①虱目魚切成三塊，約切成四～五公分。

②抹上鹽，擱置三十～四十分鐘。

③鹽滲入之後，用滾水略煮，去除鹽分。

④一塊薑連皮切成薄片，另一塊去皮切絲，浸泡在水中。

⑤(A)調拌之後，用火煮，慢慢地加入昆布高湯調拌。

⑥在④中將虱目魚皮朝上放入，鋪上切成薄片的生薑，加蓋用中火煮到煮汁剩下三分之一為止。在這段時間內，淋煮汁三、四次，使其入味，煮好後才能產生光澤。

⑦盛盤，淋上煮汁，添加薑絲即可食用。

＊註：要選用新鮮的虱目魚。如果染有櫻味噌，則可以使用紅味噌。配合味噌的鹽分調節砂糖量。

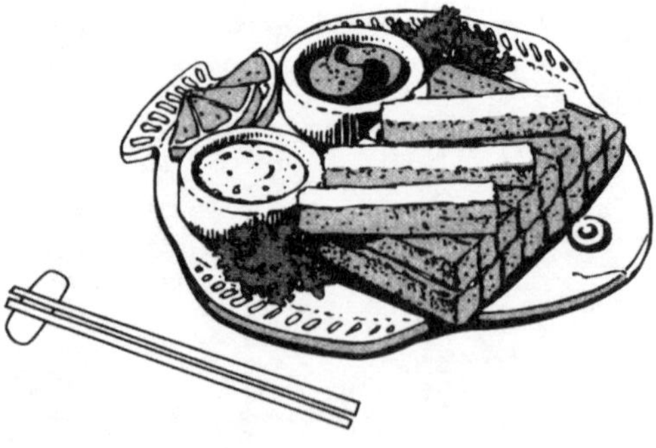

(25) 砂仁鯽魚湯

【材料】

砂仁＝十克，鮮鯽魚一條＝三五〇克，生薑＝十克，蔥白＝三根，胡椒＝十粒，食鹽＝少許。

【作法】

① 鯽魚洗淨，去肉臟及鱗，將砂仁放入魚腹中。

② 將裝有砂仁的魚放入沙鍋中，加適量的水，用武火煮沸，加入薑、蔥、胡椒及鹽。

(26) 生薑飯

【材料】

嫩薑＝一百克，(A)（高湯＝一百cc、酒＝二小匙、糖＝二分之一小

匙、低鈉醬油＝一又二分之一大匙），米＝三杯，魚汁＋水＝六九〇ｃｃ

海苔＝二片。

【作法】

①用刷子刷洗生薑後切絲。

②鍋中放入生薑與(A)，用火煮沸之後熄火，將生薑與煮汁分開。

③半小時前洗好的米加入一・五成的煮汁與水。

④煮沸之後加入生薑再煮。

⑤煮好的飯攪拌之後盛盤。

⑥海苔切成細絲，撒在⑤上即可食用。

＊註：嫩薑盛產於七、八月，這個時期可以享受夏日清爽的口味與香氣。

＊註：嫩薑（根生薑）別名近江生薑，在料理中可以充分發揮生薑的特徵，亦即香氣、辣味及顏色。

(27) 洋參龍眼雞湯

【材料】

西洋參＝六克，母雞肉＝一五〇克，龍眼肉＝六克，薑＝十五克，蔥＝二十克，鹽＝少許。

【作法】

①西洋參潤軟，切片，母雞肉洗淨，切成三公分見方的塊，蔥切成段，薑切成片備用。

②雞肉先用沸水汆燙一下撈出。

③將燙後的雞肉和洋參、龍眼肉放入鍋中，加水、薑、蔥、熬至雞肉熟透，即可食用。

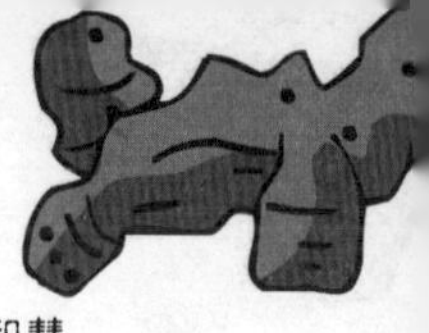

(28) 葉生薑拌醋味噌

【材料】

葉生薑＝五根，土當歸＝六公分，小黃瓜＝二分之一根，醋味噌（味噌＝一大匙、醋＝二小匙、黑砂糖＝二分之一小匙）。

【作法】

①生薑去莖，根充分洗淨，切成薄片。

②土當歸切成三公分長，削除厚皮，縱切成薄片，浸泡在醋水中，去除澀液。

③小黃瓜切成三公分長，對半縱剖，撒上鹽。

④在大碗中放入味噌、砂糖，用木杓子攪拌，慢慢地加入醋調溶。

⑤將瀝乾水分的①②③一起利用醋味噌涼拌盛盤。

註：醋味噌是單純的田舍味噌，如果使用其他的味噌，則要調節砂糖

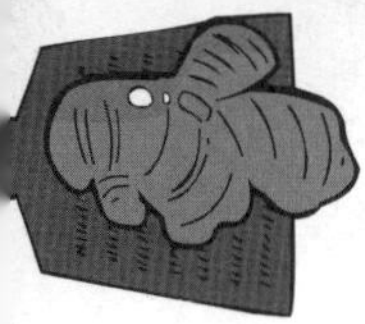

的量。

生薑和味噌適合搭配在一起，常被合用。葉生薑沾生味噌來吃，能享受到最高的風味與香氣。

(29) 綠豆燉藕

【材料】

鮮藕＝一百克，綠豆＝一五〇克，肉湯＝一五〇〇ｃｃ，生薑＝三片，精鹽＝五克，胡椒粉＝三克。

【作法】

①鮮藕刮去皮，去節，洗淨，切成條塊。

②綠豆淘洗乾淨，清水浸泡二小時，瀝乾備用。

③生薑洗淨。

④鍋置火上，加水適量，燒沸後下藕塊，煮五分鐘後撈出。

⑤冷水漂洗二次，再用乾淨沙鍋注入肉湯，燒開後下藕塊，綠豆、生薑同燉，至綠豆開花熟爛時，加入胡椒粉、食鹽即可食用。

(30) 谷中生薑

【材料】

葉生薑＝八根，鹽，醋，(A)（醋＝五十cc、水＝二十五cc、糖＝一小匙）。

【作法】

①生薑的莖留下十公分，切掉，洗淨。用菜刀去皮，將根削成筆型。

②調拌(A)之後，用火煮到糖溶解為止。擱置一旁冷卻。

③鍋中煮滾熱水，手拿生薑的莖在鍋中轉三圈，放在簍子內瀝乾，略微撒上鹽。

④略微冷卻之後，放入②的醋中，變成美麗的紅色。

註：葉生薑的香氣會逸散，因此勿剝皮。

註：葉生薑以谷中生薑為代表。

註：使用薑時，留下了三公分的莖。烤魚時經常用得到。

(31) 蘑菇豬肉湯

【材料】

蘑菇＝五十克，豬瘦肉＝一五〇克，薑、蔥、鹽＝適量。

【作法】

①將豬肉洗淨切塊。

②蘑菇洗淨，撕成細條。

③將①②放入鍋中，加水煮，加薑、蔥、鹽同煮至熟。

(32) 米酒海蝦

【材料】

鮮海蝦＝四百克，米酒＝二五〇克，花生油＝五十克，薑末＝六克，精鹽＝八克。

【作法】

①將鮮海蝦用清水洗淨，去殼，放入米酒中浸泡五分鐘，撈出，瀝乾，備用。

②沙鍋置於武火上，下花生油入鍋燒熱，先放薑末爆香，再將蝦倒入鍋內，迅速煸炒，加入鹽，連續翻炒至蝦熱透，盛入碟中即可食用。

《症例10》去除卵巢囊腫與子宮肌瘤

（三十九歲・女性）

接受體檢，醫生診斷罹患左卵巢囊腫與雞蛋般大的子宮肌瘤。主治醫生建議患者動手術，但是患者不肯而到醫院洽詢。

囊腫是卵巢中有漿液水分積存的疾病。肌瘤則是硬的疾病。由「冷、水、痛」的關係圖，就可以知道水分的疾病，大多是因發冷而造成的。

就好像水冰過之後會變成冰，食物放在冷凍庫中會變硬一樣，地球上的物體遇冷就會變硬。因此，以某種角度來看，肌瘤這種硬的疾病，算是發冷的疾病……。醫生如此對患者說明，並且建議她要攝取以陽性食物為主的東西，不要過度攝取水分，每天泡完澡之後，以下腹為主，進行生薑濕布與枇杷葉溫灸療法。經過六個月，接受婦科超音波的檢查，醫生宣布「囊腫與肌瘤都消失了」。

《症例11》緩和末期胰臟癌的疼痛

（四十五歲，男性）

有一天，朋友的妻子來電。

四十五歲的丈夫罹患末期胰臟癌，腹水積存，引起腹痛與背痛。雖然注射嗎啡，卻未能止痛，不知道該如何是好。

所幸住在個人房的醫院，早晚進行半小時的生薑濕布療法，結果疼痛緩和，感覺舒爽地睡著了。

雖然仍然蒙主恩召，但在死之前的數個月，完全沒有痛苦，真是感謝。

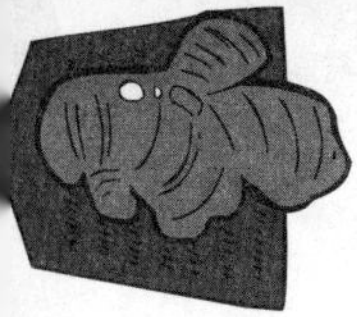

附錄

含生薑的漢方一覽

以下所列舉的漢方藥均含有生薑，證明如果沒有生薑，漢方就不成立。

● **葛根湯**

感冒　肩膀痠痛　頭痛

● **葛根湯加川芎辛夷**

鼻塞　慢性鼻炎　鼻蓄膿症

● **安中散**

胃炎　胃痛　胃鬆弛

● **十味敗毒湯**

慢性皮膚病　蕁麻疹　香港腳

● **大柴胡湯**

肥胖症　高血壓　肝功能障礙

● **小柴胡湯**

肝炎　支氣管炎　慢性胃腸病

● **柴胡桂枝湯**

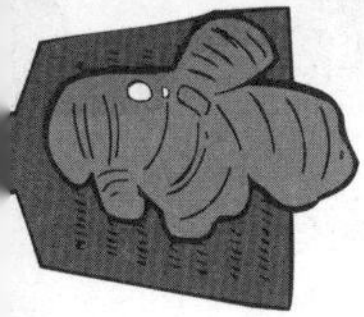

慢性肝炎　膽結石症　胃炎

●柴胡桂枝乾薑湯

體力減退　慢性病　神經症

●柴胡加龍骨牡蠣湯

高血壓症　失眠症　歇斯底里

●半夏瀉心湯

慢性胃炎　宿醉　口內炎

●半夏厚朴湯

憂鬱病　神經性胃炎　喉嚨不適

●桂枝加朮附湯

手腳冰冷症患者的關節痛　神經痛

●小青龍湯

過敏性鼻炎　氣喘　伴隨打噴嚏的感冒

●防已黃耆湯

皮膚白皙的水胖型　關節痛　多汗症

●小半夏加茯苓湯

噁心　孕吐　頭昏眼花

●加味逍遙散

手腳冰冷症　更年期症狀　發冷　血氣上衝

●桂枝加龍骨牡蠣湯

失眠症　神經衰弱　體力減退

●越婢加朮湯

浮腫　風濕　腎炎　腎變病

●真武湯

下痢　手腳冰冷症　容易感冒

●吳茱萸湯

偏頭痛　肩膀痠痛　嘔吐

●人參湯

食慾不振　慢性胃腸虛弱　孕吐

●半夏白朮天麻湯

胃腸虛弱者下肢發冷　頭昏眼花　頭痛

●當歸四逆加吳茱萸生薑湯

手腳冰冷症者的頭痛　腰痛　凍傷

●補中益氣湯

夏天消瘦　體力減退　食慾不振

●六君子湯

胃炎　食慾不振　全身倦怠感

●桂枝湯

沒有體力者的感冒（容易發汗者）

●**釣藤散**

高血壓　腦動脈硬化症　早晨的頭痛

●**疏經活血湯**

腰痛　肌肉痛（因為發冷造成症狀惡化）

●**桂枝加芍藥湯**

腹痛　便秘或下痢　裏急後重

●**防風通聖散**

肥胖症　便秘　浮腫

●**五積散**

因為發冷而增惡的胃腸病　疼痛　更年期障礙

●**炙甘草湯**

體力減退者的心悸　呼吸困難　容易疲勞

●**歸脾湯**

貧血　失眠症　全身倦怠感

●茯苓飲

胃炎　胃鬆弛　噁心　胃灼熱

●香蘇散

胃腸較弱　憂鬱傾向者的感冒　食物中毒

●柴陷湯

咳嗽　胸痛

●四君子湯

胃腸虛弱　慢性胃炎　胃不消化

●平胃散

食慾不振　吃太多所引起的胃腸障礙

●二陳湯

噁心　嘔吐　頭昏眼花

● **桂枝人參湯**

伴隨慢性胃腸炎的頭痛　噁心

● **二朮湯**

五十肩　肩膀疼痛　上臂痛

● **清肺湯**

多痰的咳嗽　聲音嘶啞　慢性呼吸痛

● **柴朴湯**

支氣管氣喘　支氣管炎　不安神經症

● **大防風湯**

關節炎　痛風　風濕

● **黃耆建中湯**

虛弱體質　病後的衰弱　盜汗

● **小建中湯**

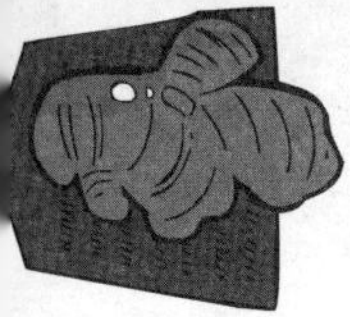

小兒的虛弱體質　夜尿症　夜泣

● **大建中湯**

腸阻滯　發冷所引起的腹痛

● **升麻葛根湯**

感冒　發疹　頭痛

● **當歸湯**

胸痛　背痛

● **溫經湯**

月經不順　更年期障礙　濕疹

● **小柴胡湯加桔梗石膏**

慢性咽喉頭炎　扁桃腺炎

● **柴苓湯**

浮腫　下痢　類固醇劑的副作用　腹水

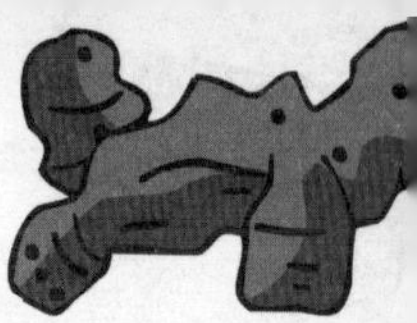

●胃苓湯

食物中毒　下痢　腹痛

●茯苓飲合半夏厚朴湯

不安神經症　孕吐　胃炎

●苓薑朮甘湯

發冷造成足腰的疼痛　夜尿症夜間頻尿

●苓甘薑味辛夏仁湯

半隨像鼻水的支氣管炎　氣喘

●黃連湯

胃炎　宿醉　口內炎

●排膿散及湯

疔瘡　皮膚化膿症

●當歸建中湯

手腳冰冷症者生理痛　下肢痛　痔瘡疼痛

●桂枝加芍藥大黃湯

便秘　下痢　裏急後重

●加味歸脾湯

貧血　失眠症　不安神經症

本書由《生薑治萬病》再行補充修正重新排版，企盼舊雨新知在保健方面更有所助益。

健康加油站

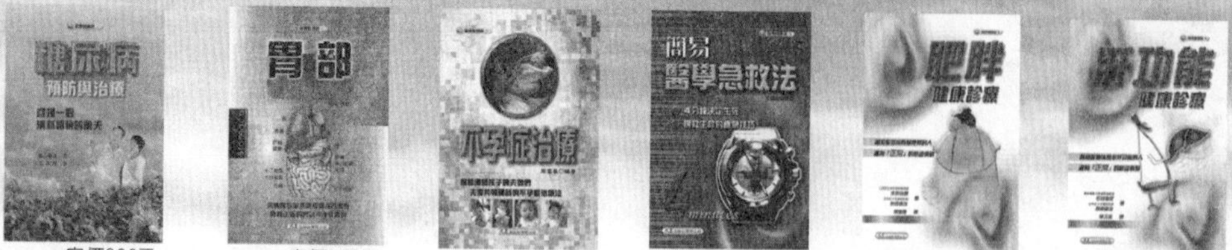

定價200元　定價180元　定價200元　定價200元　定價200元　定價200元

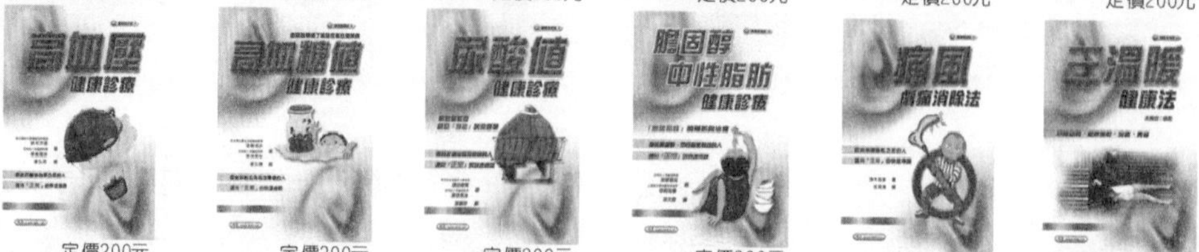

定價200元　定價200元　定價200元　定價200元　定價180元　定價180元

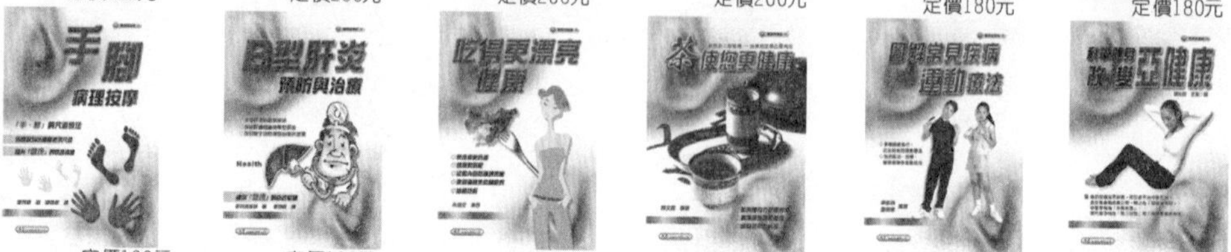

定價180元　定價180元　定價180元　定價180元　定價180元　定價180元

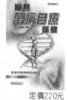

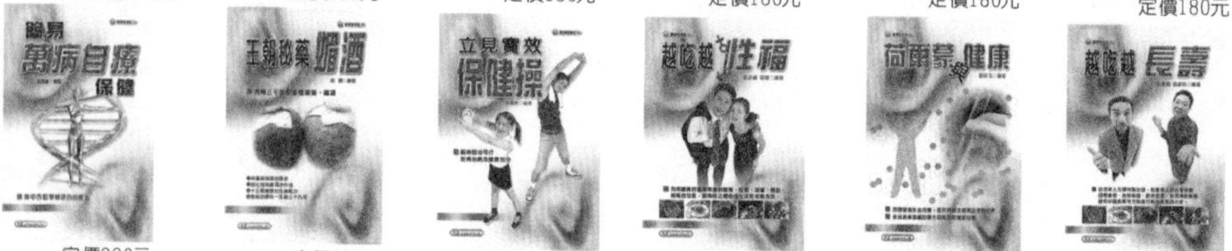

定價220元　定價180元　定價180元　定價200元　定價180元　定價200元

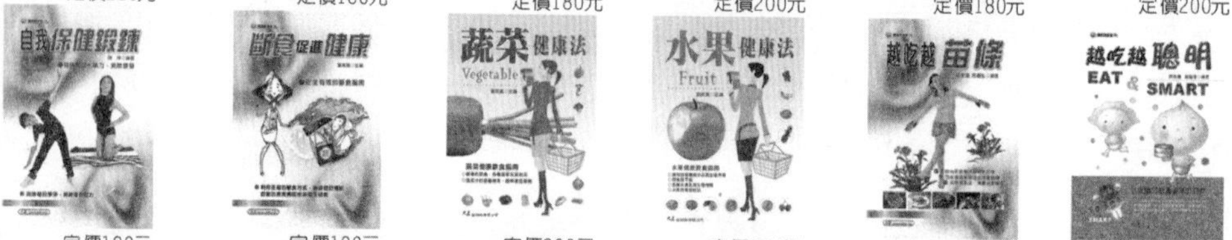

定價180元　定價180元　定價200元　定價200元　定價200元　定價200元

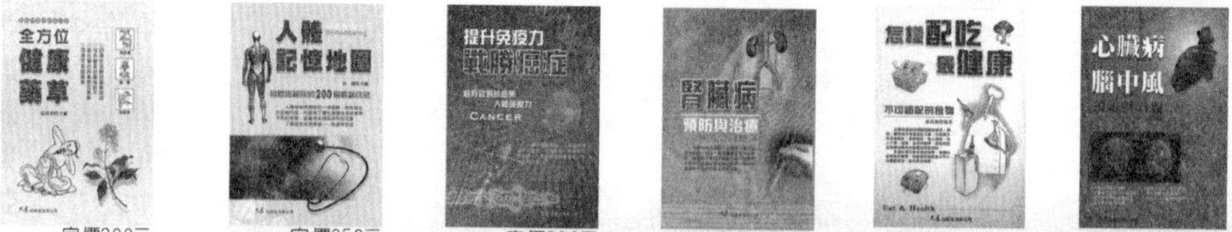

定價200元　定價350元　定價280元　定價230元　定價200元　定價180元

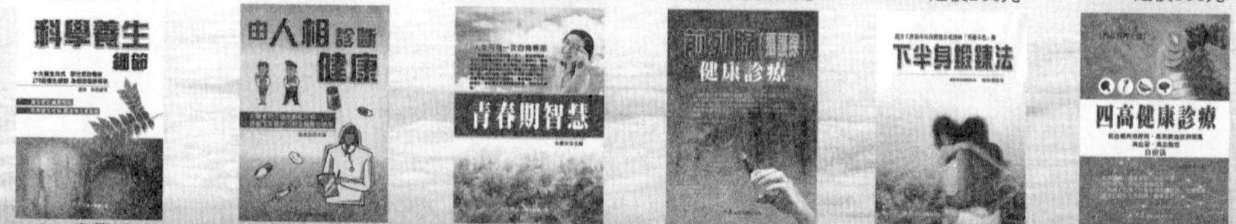

定價350元　定價180元　定價200元　定價200元　定價180元　定價300元

歡迎至本公司購買書籍

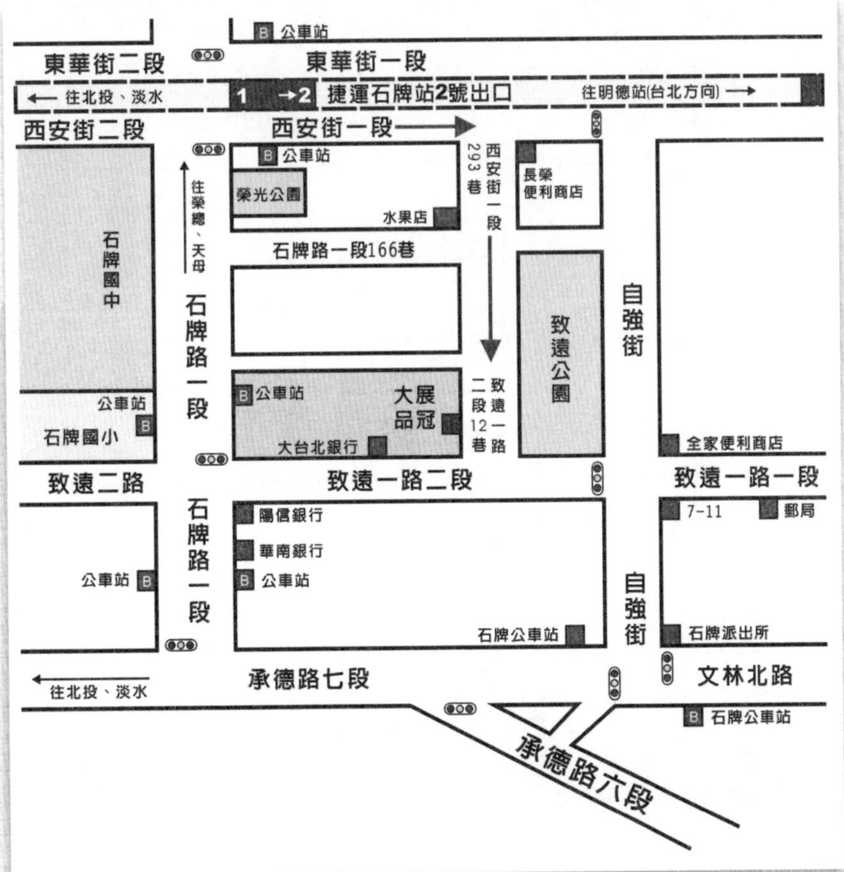

建議路線

1.搭乘捷運．公車

淡水線石牌站下車，由石牌捷運站２號出口出站(出站後靠右邊)，沿著捷運高架往台北方向走(往明德站方向)，其街名為西安街，約走100公尺(勿超過紅綠燈)，由西安街一段293巷進來(巷口有一公車站牌，站名為自強街口)，本公司位於致遠公園對面。搭公車者請於石牌站(石牌派出所)下車，走進自強街，遇致遠路口左轉，右手邊第一條巷子即為本社位置。

2.自行開車或騎車

由承德路接石牌路，看到陽信銀行右轉，此條即為致遠一路二段，在遇到自強街(紅綠燈)前的巷子(致遠公園)左轉，即可看到本公司招牌。

國家圖書館出版品預行編目資料

生薑養生智慧／李　辰 主編
—初版—臺北市，大展，2012[民101.11]
面；21公分—（元氣系列；21）
ISBN 978-957-468-911-8（平裝）
1.食療　2.健康食品　3.薑目
418.914　　　　　　　　　101018192

生薑養生智慧

主　　編／李　　辰
發 行 人／蔡 森 明
出 版 者／大展出版社有限公司
社　　址／台北市北投區（石牌）致遠一路2段12巷1號
電　　話／(02) 28236031・28236033・28233123
傳　　真／(02) 28272069
郵政劃撥／01669551
網　　址／www.dah-jaan.com.tw
E-mail／service@dah-jaan.com.tw
登 記 證／局版臺業字第2171號
承 印 者／傳興印刷有限公司
裝　　訂／建鑫裝訂有限公司
排 版 者／千兵企業有限公司
初版1刷／2012年（民101年）11 月

定　價／180元

大展好書　好書大展
品嘗好書　冠群可期

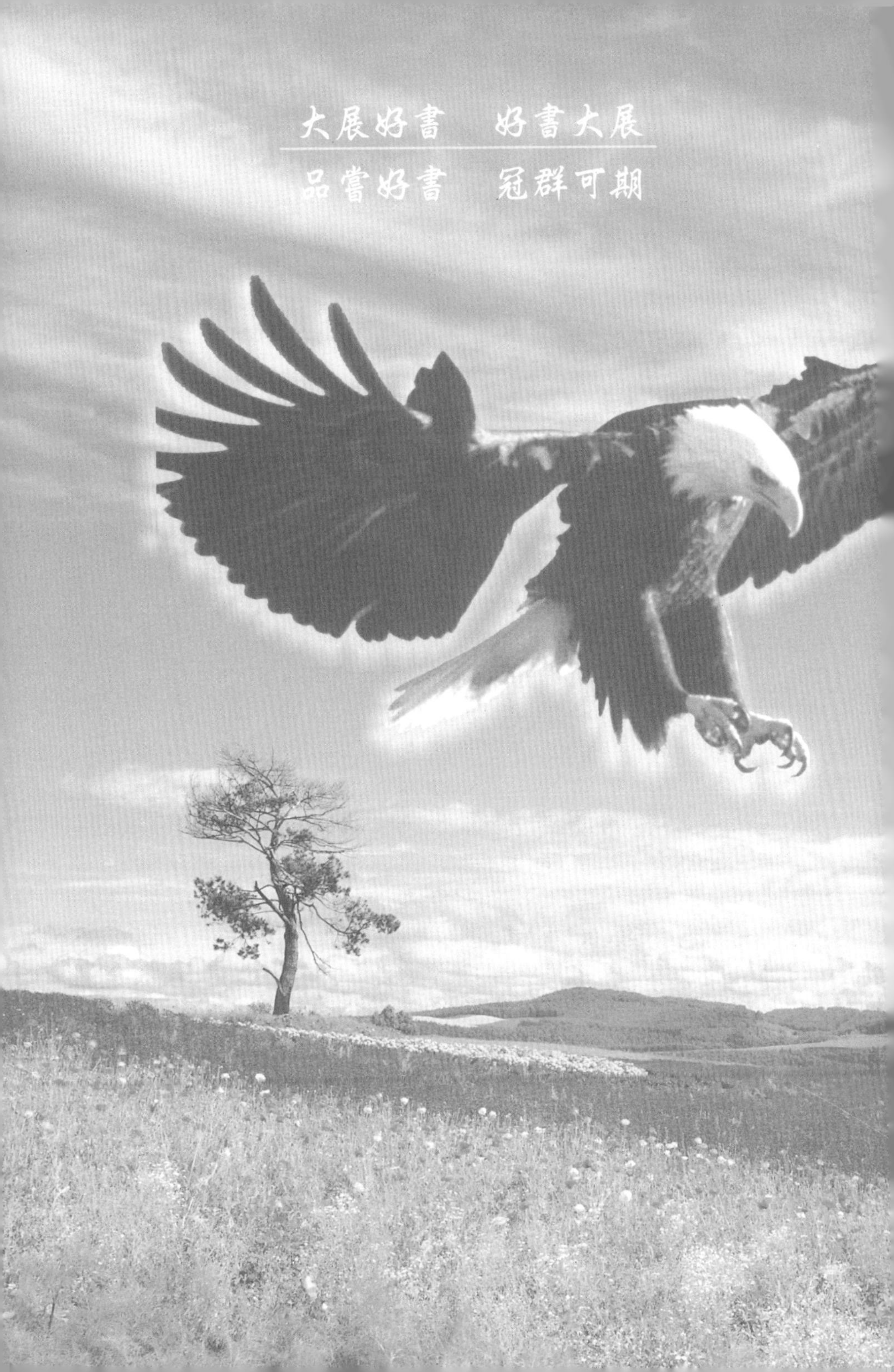
大展好書　好書大展
品嘗好書　冠群可期